J'AI VOULU ÊTRE INFIRMIÈRE

DU MÊME AUTEUR

Bien se soigner chez soi,
guide pratique des soins à domicile
Solar, 1989

Ras la seringue,
histoire d'un mouvement
Lamarre-Poinat, 1989

Martine Schachtel

J'AI VOULU ÊTRE INFIRMIÈRE

Albin Michel

22, rue Huyghens, 75014 Paris

ISBN 2-226-05422-7

CHAPITRE 1

La petite bleue

A quatre pattes sur la moquette gris anthracite de cette chambre mal éclairée du deuxième étage, je cherche à tâtons les lentilles de contact de la sage-femme de garde. Monique assure sa deux mille quatre cent cinquante-huitième nuit en maternité. Avec sa blouse blanche chiffonnée, les cheveux en bataille, le clope au bec, le rimmel dégoulinant, la savate traînante, à cinquante-trois ans, elle est au bout du rouleau. Elle vient à mon aide. Myope comme une taupe, elle heurte son lit, renverse la table de nuit. Un cendrier rond en faïence blanche roule sur la moquette usée jusqu'à la corde, semant cendres et mégots.

Il est 23 h 30 ; du premier étage nous parviennent des cris en pointillé. Une jeune femme installée sur la table d'accouchement expulse son rejeton. Sur la paillasse à langer, une brassière en fil de coton blanc et une en laine de couleur bleu clair apportent une note gaie au décor. Je suis la nouvelle auxiliaire puéricultrice en remplacement pour un mois, et c'est ma première nuit en maternité.

Cet hôtel particulier vétuste du quartier Montparnasse, transformé en clinique obstétricale, foisonne de bébés braillards. Avant d'aller se reposer, Monique m'a recommandé : « Tu montes me chercher quand tu vois la tête. »

Les lentilles, tombées à la suite d'une fausse manœuvre, sont introuvables. Soudain, mon cœur bat la chamade. Pour mon premier accouchement, je tremble à l'idée de jouer le chien d'aveugle. Enfin ! Je sens quelque chose de lisse sous mes doigts. En voilà une. Monique se précipite pour me l'arracher des mains et se l'appliquer sur l'œil sans aucune précaution. Tant pis pour l'autre. Dévalant toutes deux l'escalier, nous arrivons juste à temps pour cueillir le bambin. « C'est une fille », clame la sage-femme. Même si la préférence pour un garçon était une évidence, l'arrivée de la petite poupée illumine le visage de la maman encore tout rouge de cette prouesse. Monique coupe le cordon ombilical et me colle cette petite chose gluante et criante dans les bras comme si je m'étais occupée de cela toute ma vie.

— Qu'est-ce que j'en fais ?

— Mais comme d'habitude ! s'égosille-t-elle, essayant de couvrir les vagissements du bébé.

Personne pour m'expliquer. Je me débrouille. J'improvise. J'essaie de me souvenir comment ma mère s'y prenait avec mon petit frère âgé de quelques jours. Enveloppée de sa brassière bleue et d'un lange molletonné blanc, je pose la petite fille dans son berceau en Plexiglas que je pousse jusqu'à la nursery et place entre deux occupants. Fatiguée par sa première grande aventure, elle s'endort immédiatement.

Face à la jeune mère les cuisses écartées, la chemise

relevée jusqu'à la taille, Monique, avachie sur un tabouret, cligne des yeux. Y voir avec une seule lentille, pas facile. Elle attend avec impatience le rejet du placenta, pour aller se remettre au lit. Enfin, la délivrance. Pour moi, la nuit commence. Je raccompagne l'accouchée allongée sur un brancard jusqu'à sa chambre sous une pluie de questions : « Mon bébé est-il normal ? Lui a-t-on bien mis les gouttes dans les yeux ? Aura-t-il la jaunisse ? Est-ce que je dois déjà lui donner le sein ? Pendant combien de temps ? Je serai hospitalisée longtemps ? »

Embarrassée par des réponses approximatives, je lui propose une boisson chaude. « C'est gentil, me chuchote-t-elle, j'ai tellement crié que j'ai la bouche sèche... J'ai eu peur. » A l'office, trouver du sucre, de la tisane ou du thé relève de l'exploit. J'inspecte les placards. Rien. Peut-être dans les tiroirs. Je découvre, par hasard, un sachet d'infusion sous une boîte de lait en poudre reconvertie dans laquelle se battent trois morceaux de sucre. Furieuse de cette perte de temps, je traverse en courant le couloir éclairé par des veilleuses rouges accrochées au mur qui mène à la chambre de la primipare, la tasse à la main. Quel service ! Il y a autant de liquide dans la soucoupe que dans la tasse et le sucre, posé à côté, est en pleine décomposition.

En dépit de ma maladresse, la jeune femme me remercie. Je la félicite chaleureusement pour son œuvre, elle semble toujours angoissée.

Je quitte la chambre de cette fille mère, comme on les appelait à l'époque, qui ne sera jamais fleurie par un compagnon bien intentionné. Maintenant, la vaisselle des instruments utilisés pour l'accouchement. Après la corvée d'écritures, Monique est allée se recoucher.

A la lecture du pense-bête récapitulant mes différentes tâches, je suis prise de vertige. Dans une demi-heure, la prochaine tétée. Aucun biberon de prêt. Je ne vais jamais m'en sortir. Ça braille de partout ! Quelques grincheux ont fini par réveiller toute la nursery.

Seule pour changer la vingtaine de petits braillards, je rationalise le travail pour gagner du temps. De chambre en chambre, je me charge d'un bébé emmaillotté dans chaque bras, comme des paquets. Un coup de sonnette. Zut ! Il ne manquait plus que cela. Entre deux appels de patientes qui ne dorment pas, qui saignent ou qui veulent des couches pour leur progéniture, j'assure les urgences.

La nuit, l'auxiliaire puéricultrice est aussi chargée de l'accueil, de faire remplir les papiers d'admission et de trouver un lit pour celles qui débarquent à l'improviste. 2 heures du matin. Un couple affolé se présente, ne parlant pas un mot de français. La femme en chemise de nuit, l'imperméable jeté sur les épaules, souffre de contractions tellement rapprochées que je devine l'accouchement imminent. Problème : non seulement elle ne figure pas sur le planning des prévisions d'entrées, mais tous les lits sont occupés. Monique m'a prévenue : « C'est la pleine lune. »

J'allonge « l'urgence » sur le canapé en Skaï marron de la salle d'attente et alerte la sage-femme par téléphone. Je n'ose pas faire monter la future maman en salle de travail, je crains qu'elle accouche dans l'escalier. Je passe le flambeau à Monique et reprends les toilettes des nourrissons. Il est 6 heures, j'ai froid, sommeil, les jambes lourdes, la bouche pâteuse, comme après une nuit blanche. Une odeur de café monte des cuisines jusqu'à la biberonnerie où je suis toujours affairée. Le bruit de la vaisselle placée sur les plateaux des parturientes sonne l'heure de la relève. Le marathon touche à sa fin.

Je m'assieds enfin devant un bol de café au lait fumant et savoure cet instant où je beurre deux longues tartines de baguette croustillante. Le meilleur moment de la nuit. J'ai dix-huit ans et j'ai trouvé ce job d'été pour me payer mon permis de conduire. Une aubaine, un remplacement d'un mois en maternité. On m'a engagée sans hésitation, sur ma bonne mine, ma totale inexpérience n'a semblé poser aucun problème. Je devais seulement être présente de 19 heures à 7 heures. Après un mois de bons et loyaux services, je découvrirai que ces petits déjeuners qui me redonnaient des forces avant une heure et demie de transport en commun pour regagner mon domicile en banlieue m'étaient tous facturés. La somme qui me revint s'avéra insuffisante pour m'inscrire à une auto-école. Et pourtant, deux mois plus tard, j'entrai à l'Assistance publique de Paris pour devenir infirmière, sur les conseils et les traces de ma mère.

« Allez mademoiselle, ne restez pas sur une mauvaise impression. Retournez en salle », m'ordonne Picot, la surveillante du bloc opératoire du service de gynécologie-obstétrique d'un hôpital de la périphérie de Paris. Les cheveux noirs tirés en arrière, elle affiche sur son visage la tristesse d'une vieille fille mal dans sa peau, du genre : j'en ai bavé, à chacun son tour. Je débute ma troisième semaine de stage comme élève infirmière de première année, le bloc obstétrical est un passage obligatoire. Obéissante et soumise, je pousse avec la plus grande délicatesse la porte de la salle d'opération. Ma crainte se confirme, sept regards inquisiteurs convergent vers l'intruse puis, dans un parfait mouvement d'ensemble, chacun s'affaire à nouveau à sa besogne.

L'atmosphère est pesante, angoissante. Le cérémonial se déroule sur fond musical, sinistre, de cliquetis d'instruments, ponctués de temps à autre d'onomatopées incompréhensibles de l'opérateur : Koch... (Kocher), ...presses (compresses), ...gut deux zé... (catgut deux zéro)... L'instrumentiste, qui passe les instruments, y répond par des gestes rapides et précis. L'air est irrespirable et suffocant. La cautérisation des vaisseaux dégage une odeur de cochon grillé. Si la surveillante ne se tenait pas derrière la porte, je serais déjà ressortie depuis longtemps. Je reste plantée au fond de la salle, il n'est pas question de gêner qui que ce soit. Personne ne me prête la moindre attention. Je suis transparente, enfin pas vraiment. Sous mon déguisement assez peu sexy — longue casaque verte par-dessus ma blouse, jersey couleur mastic sur la tête, bottes en tissu blanc, masque bleu clair sur la figure — je dégouline. Je m'applique à respirer régulièrement pour ne pas tomber dans les pommes.

Si encore j'y voyais quelque chose, je pourrais suivre l'intervention et m'intéresser à ce qui se passe. Les minutes s'éternisent. Histoire de me changer les idées et de m'extraire de ce milieu oppressant et insupportable, je rêve au film de la veille, *Macadam cowboy*, à Dustin Hoffman, pathétique, plus vrai que nature. Pas terrible pour remonter le moral. Tout à coup, l'infirmière qui sert le grand patron se précipite dans son dos, lui détache sa casaque, l'aide à s'en débarrasser. Il jette avec désinvolture ses gants dans le bac à compresses.

Ouf ! C'est enfin terminé.

Mlle Picot, postée derrière la porte vitrée, guette le maître. Elle s'enquiert du bon déroulement de l'intervention.

— Pas de problèmes, monsieur ?

— Il n'y a plus de catgut triple zéro Picot, le porte-aiguilles est grippé, faites-le réparer. J'aimerais ne pas avoir à le répéter !

Le regard fixé sur l'horizon, le maître avance avec nonchalance vers la salle de repos sans même accorder une seule attention à la surveillante. La réaction à ce coup de semonce en public est immédiate. « Mademoiselle, ne restez pas à ne rien faire, les mains dans les poches. Ramassez tous les instruments qui ont servi à l'intervention et n'en oubliez pas. »

Certains, tombés par mégarde, d'autres victimes des mouvements d'humeur du chirurgien, se trouvent dans les bacs à compresses souillées. Comment les récupérer ? A peine remise de mes émotions, je pars à la pêche aux instruments. Je découvre à mes dépens que l'obstétrique est une chirurgie sanglante.

— Puis-je mettre une paire de gants ?

— Vous n'y pensez pas, au prix que ça coûte, s'énerve Picot horrifiée, comme si je lui demandais de me décrocher la lune. Les gants sont réservés ex-clu-si-ve-ment aux chirurgiens.

J'insiste :

— Un vieux gant, même troué, fera l'affaire.

— Tous les gants usagés sont jetés, me rétorque-t-elle d'un ton qui n'admet pas de réplique.

Peau de vache ! Flanquée de l'aide soignante — l'éboueur de service — je vais à reculons m'acquitter de cette tâche répugnante. Une odeur douceâtre de sang coagulé règne dans la salle d'opération déserte. Un véritable champ de bataille. Les boîtes d'instruments sont maculées de rouge, les casaques jonchent le sol parmi des bouts de fil, des compresses et des champs opératoires (carrés de tissu) imbibés de sécrétions.

— A nous d'opérer, me lance Christina, jolie petite brune d'origine portugaise qui a adopté la coquetterie parisienne dans sa manière de se maquiller.

Courbée au-dessus du bac à compresses, je bloque ma respiration. Je n'y vois rien. Je rallume le Scialytique. L'éclairage violent m'éblouit. Du bout des doigts, timidement, puis avec la main tout entière, je plonge dans ce magma mi-liquide, mi-solide, visqueux et tiédasse. Je farfouille avec écœurement dans ce cloaque, à la recherche d'instruments égarés. Enfin une prise ! Une paire de pinces.

— T'es sauvée, s'exclame Christina, qui finit de passer la serpillière.

Avec les pinces, je récupère tout le reste du butin, éprouvant moins de dégoût.

Christina parle un français impeccable. Elle travaille depuis plus de dix ans au bloc et possède son diplôme d'aide soignante. Elle joue à fond l'intégration.

— Je ne renie pas mes origines, je veux m'en sortir. Un sentiment analogue m'agite. Je ne supporterai pas longtemps ce métier, je dois songer moi aussi, un jour ou l'autre, à prendre la tangente.

A l'avenir, d'une discrétion sans pareille, j'échapperai à ce genre de corvée redoutable. Curieusement, ce baptême du sang ne m'a pas été fatal, et contrairement à beaucoup de mes collègues — un tiers de la promotion —, je n'abandonnerai pas à la fin de la période probatoire — trois mois. A la réflexion, je me demande encore pourquoi, aujourd'hui.

Quelques mois auparavant, Paris déterrait ses pavés. Mai 1968 et ses débordements éclipsaient l'actualité mondiale. La remise en cause de la société paraissait totale. La France descendait dans la rue. Même l'hôpital, cette monstrueuse machine obsolète, patinante et grinçante depuis des lustres, s'emballait. Ainsi la cloison du réfectoire d'un établissement parisien qui séparait les médecins de tout le petit personnel (infirmières, aides soignantes, agents de service hospitaliers, ouvriers...) fut abattue un beau jour de ce printemps. Oh ! pas pour longtemps. Le calme à peine revenu, la direction s'empressa de la reconstruire. Ailleurs, le service d'un hôpital comportait deux entrées, l'une principale réservée aux médecins et aux visiteurs, immense baie vitrée décorée de plantes vertes luxuriantes, et l'autre, l'entrée des artistes, à l'arrière du bâtiment, où s'engouffraient les employés contrôlés par la pointeuse. Un matin tout le monde passa la grande porte. Quelle audace ! Même si les patrons se haïssent souvent, la solidarité mandarinale est inébranlable. Quelques jours plus tard, la récréation était terminée. Tout rentra dans l'ordre : le patron-souverain dans son service, l'interne-seigneur dans sa salle, les petites bleues-bonnes à tout faire dans les hôpitaux.

Une des caractéristiques de l'hôpital, qui rend plus criante la lutte des classes, réside dans le fait que le patron travaille avec l'exécutant alors qu'en général, les chefs ne font que croiser les forces vives de l'entreprise. Plutôt que de s'exposer à la colère du personnel, les maîtres l'avaient laissé rêver en lui gardant la bride sur le cou pour, le moment venu, mieux tirer sur les rênes. Vingt ans plus tard, Michèle André, alors ministre des Droits des femmes et auteur du rapport *Mission dialogue dans les hôpitaux*, évoquera encore le machisme et la lutte des classes.

A l'automne, dans une salle de cours de l'école d'infirmières de la Pitié, petite comparée aux grands amphithéâtres de la Salpêtrière, se bousculent les élèves de première année. En rang d'oignons, la brochette des monitrices dévisage les nouvelles recrues. Trois hommes sont perdus dans cet essaim féminin qui s'agglutine face à une estrade surmontée d'un bureau professoral. Ils sentent des regards interloqués posés sur eux.

— Des mecs qui nous piquent notre job, rouspète une fille hommasse qui nous empeste à la pause avec ses cigarettes maïs.

— C'est bien qu'ils viennent aussi se salir les

mains, lui rétorque sa voisine, une grande avec un visage à lunettes issue de la promotion professionnelle.

Sur le tableau noir familier des potaches, figurent à la craie blanche les heures de début et fin de cours. Parmi les élèves, les pensionnaires sont légion. Elles viennent de province, la plupart de Bretagne. Les mauvaises langues disent qu'elles sont là pour se caser, trouver un mari. Un médecin si possible. Certaines seront la proie de ces soi-disant Don Juans en blouse blanche qui n'hésiteront pas à les abandonner lâchement après les avoir mises enceintes.

Quinze jours déjà. Les cours d'anatomie, de médecine, de chirurgie... se succèdent, repris et rabâchés en petits groupes par les monitrices. Il faut avoir le moral. La description minutieuse, empirique, des symptômes des différentes maladies et leur évolution me plongent dans une perplexité totale. Je me découvre évidemment tous les signes pathologiques de la terre et entrevois une mort prochaine. Ces migraines qui me font souffrir pendant des heures, résistantes aux antalgiques, ne seraient-elles pas la conséquence d'une tumeur au cerveau ? Aujourd'hui, je comprends pourquoi ma mère parlait « des ravages du *Larousse médical* ». N'empêche qu'on l'avait à la maison et que je le consultais en cachette pour me donner des frayeurs en observant les photos illustrant les maladies de peau les plus monstrueuses. A la pause, entre les cours, pour m'évader de cet univers cauchemardesque, je me plonge dans *Je t'aimerai sans vergogne*, le dernier roman de Jean-Pierre Chabrol que m'a prêté un des garçons de la promotion.

Si le premier stage en gynécologie-obstétrique me laissait sur ma faim, n'ayant pas rencontré de malades comme je me les imaginais, la perspective d'un stage en chirurgie générale me mettait du baume au cœur. Dès le début des études, cette spécialité m'attirait plus que les autres. Je ressentais une grande satisfaction à voir un malade arrivé aux urgences sur un brancard et souffrant le martyre, pratiquement guéri grâce à un geste chirurgical. Un matin pluvieux de mars, je débarque dans la salle Champollion[1]. Une âcre odeur de pieds, de transpiration et autres me saisit à la gorge. L'arrivée d'une élève dans un nouveau service est toujours une épreuve. Elle est rarement attendue et souvent vécue comme l'empêcheuse de tourner en rond en raison du regard neuf qu'elle porte sur les choses.

Je me présente au surveillant, les cheveux clairsemés, le visage poupin malgré ses quarante ans. M. Duval est responsable des quarante lits de chirurgie, alignés, répartis également sur deux salles communes, hommes et femmes. Levant à peine la tête de son planning, il appelle : « Francine ! » Une grande brune dégingandée s'avance en faisant la moue.

— J'aime pas encadrer les élèves, bougonne-t-elle.

Voilà qui commence bien. Désirant ne pas perdre mon temps dans ce stage, je fais preuve de la plus grande prévenance à l'égard de celle qui va me dis-

1. Aujourd'hui les salles communes n'existent pratiquement plus. Depuis une quinzaine d'années, un effort est consenti par les pouvoirs publics pour rénover et humaniser les hôpitaux.

penser son savoir. J'arrive juste pour la prise des températures.

— Prends un haricot pour mettre les thermomètres, me bredouille-t-elle.

Elle passe d'un lit à l'autre, les relève et inscrit la température sur la pancarte accrochée au pied des lits. Pressée de prendre son petit déjeuner, elle me demande de finir sa tournée. Elle est debout depuis 5 heures du matin, cela se comprend.

Je reste seule dans la salle des hommes, je m'approche timidement du malade suivant. Il me dévisage, je rougis. « Bonjour, c'est pour le thermomètre. » Certains ricanent à la vue de ma barrette de tissu bleu marine, qui me vaut le surnom de « petite bleue », signe distinctif des débutantes. Ils guettent ma première maladresse. J'ai le sentiment d'être dans la fosse aux lions. Attention au premier faux pas. Le malade du 12 est âgé et d'une maigreur d'autant plus impressionnante qu'il est grand. Trop fatigué pour bouger, je dois lui placer le thermomètre dans l'anus, selon les habitudes du service. Quelques instants plus tard, je viens le reprendre. Il a disparu. Je le cherche partout, dans le lit, les draps, par terre... Pas de thermomètre ! Je questionne le malade. Pas de réponse. Son mutisme m'agace prodigieusement. Il ne l'a pas bouffé tout de même.

Quelle histoire ! La chambrée s'en mêle. Tous cherchent ce foutu thermomètre. Je suis dans mes petits souliers. Et s'il l'avait poussé trop loin ? Je deviens verte de peur. J'appelle Francine qui n'y comprend rien et me prend pour une demeurée. « Tu ne sais pas mettre un thermomètre ? Ça c'est la meilleure ! » Bien sûr, c'est de ma faute.

Elle s'empare d'un doigtier et nous voilà en route vers notre prestidigitateur.

— Allez, mettez-vous sur le côté.

Elle lui relève sa chemise, enfile le doigtier sur l'index et le déroule jusqu'à sa racine.

— Vous avez vu ? elle met une capote, rigole, derrière, un jeune de seize ans opéré de l'appendicite.

Blindée contre ce genre de plaisanteries, Francine ne relève même pas et crie au vieillard : « Je vérifie si le thermomètre est là. » Puis se tournant vers moi : « Son anus est complètement dilaté. Je le sens au bout du doigt. Je vais prévenir l'interne. Va chercher une pince longuette. » J'écarquille les yeux. Je n'en ai jamais entendu parler. « C'est une pince très longue, à bords mousse, elle trempe dans l'alcool sur le chariot à pansements, grouille-toi. »

Dans l'autre salle, côté femme, Marc, l'interne, effectue sa visite. Francine l'interrompt. « J'ai un problème avec le 12, tu peux venir ? » Elle se lance dans une volubile explication. Marc est tout ouïe. Vingt-trois ans environ, brun, de taille moyenne, il a une barbe de deux jours. Ou il sort de garde ou sa nana a oublié de lui acheter des lames de rasoir. Le col de la blouse relevé, les avant-bras dans la poche kangourou de son tablier de boucher, il fronce et défronce les sourcils au rythme du récit de Francine. Je rapplique la pince à la main, comme une poule ayant trouvé un couteau. Quelques curieux m'entourent.

L'idée qu'on introduise cet instrument de torture dans le derrière de M. Gautier me révolte. Je m'interpose. Marc, à qui je fais perdre son temps, se fâche : « Comment veux-tu extraire le thermomètre autrement ? » Après plusieurs manœuvres, que silencieusement je juge dangereuses au regard de mon inexpérience — s'il cassait, le mercure ferait du joli —, le corps étranger apparaît enfin. Les gobe-mouches applaudissent. « Ah ! bravo les filles. Pour être douées, vous l'êtes », insiste lourdement le jeune médecin, en me fixant de son air condescendant.

Cette mésaventure provoque en moi une peur mémorable. Dès le lendemain, je change de technique. Tous les malades du service mettent désormais le thermomètre sous l'aisselle, l'avant-bras collé au thorax, « à la Napoléon » fait remarquer un joyeux drille de la chambrée.

Après cette émotion, je me risque, un peu honteuse, dans l'office où l'on prépare les injections et les médicaments, le chariot à pansements et le matériel pour les soins. C'est là aussi que les agents prennent un en-cas et se réunissent à l'heure du changement d'équipe. A cette époque les architectes ne prévoyaient pas dans leurs plans de salles de repos pour le personnel, comme il en existe aujourd'hui dans les hôpitaux neufs ou rénovés. On se retrouvait dans un réduit ou un bout de couloir.

9 heures, les administratifs et les médecins arrivent et s'étonnent de voir le personnel, au travail depuis 6 h 30, prendre un peu de repos. Infirmières et aides soignantes, attablées, se restaurent. Serrées les unes contre les autres autour de la table, sur des tabourets ou des caisses venant de l'économat, elles savourent leur répit avant le plus gros de la journée : la réfection des lits et les toilettes des malades. La cafetière trône. L'odeur tranche agréablement avec celle de la salle commune.

Les bols sont pleins de ce liquide parfumé, noir, fumant que l'on sirote à longueur de journée pour tenir le coup. Ce matin la discussion va bon train, et pour cause... ce n'est pas tous les jours qu'un thermomètre disparaît ainsi. Je me sers un verre de café que j'avale sans traîner, préférant fuir les réflexions désobligeantes de mes futures collègues. Après tout, je ne suis pas là pour prendre du bon temps, mais pour travailler.

Après cette matinée mouvementée, les cours de l'après-midi ont fini de m'achever. Je me laisse porter par la foule du métro Nation-Austerlitz avant d'attraper au vol le train de banlieue, direction Brétigny. Il est bondé, comme chaque soir aux heures de pointe. Durant vingt bonnes minutes, je voyage debout, pressée contre les autres passagers, à l'affût du moindre mouvement suspect. L'autre matin, mon sac a barré la route à une main plutôt entreprenante. C'est avec mon parapluie que je me protège le mieux, je profite des secousses du chemin de fer pour coller un coup dans les côtes de mon agresseur. Savigny. La moitié des voyageurs descendent. Ruée vers les bus. A l'arrêt, le moteur en marche, ils embouteillent les environs de la gare. Encore un quart d'heure de promiscuité désagréable. En fin de journée, les odeurs de transpiration, tabac, alcool et autres me sont plus insupportables que les mélanges de parfums et eaux de toilette du matin, même s'ils ne sont pas toujours de bon goût. Dix minutes à pieds d'air pur, avant d'arriver chez moi, éreintée.

J'ai un devoir de pharmacie à rendre demain. Occupation toute trouvée pour la soirée.

Ce matin, complot des infirmières et des aides soignantes. Elles se partagent les toilettes des hospitalisés et me destinent, à mots couverts, une malade de choix.

— Tu vas t'occuper de Mme Deschamps. Elle souffre d'une embolie gazeuse nécrosante. Sa toilette et ses pansements durent presque deux heures. Ça me prend trop de temps pour rester disponible pour les vingt autres, et il y a des opérés. Tu vas pouvoir t'entraîner pour les pansements. Si tu fais des fautes d'aseptie, ce ne sera pas trop grave, au stade où elle en est. C'est une malade pour toi, tente de me convaincre Francine. Pour elle, je ne pouvais pas mieux tomber.

Mme Deschamps était hospitalisée depuis plusieurs semaines, traitée sans grande efficacité par des antibiotiques. Pourquoi était-elle dans une chambre, seule, à l'extrémité du service ? Je demandais de plus amples explications. « Elle dégage une odeur... c'est insoutenable. Son bras droit, presque aussi large que son corps, occupe plus de la moitié du lit à lui tout seul. Il se décompose de jour en jour, c'est pour ça que ça pue », m'explique Francine.

Masquée, gantée, affublée d'une casaque, je prends conscience soudain de la gravité de la maladie de cette dame. Et si ça s'attrapait ? Qui me le dira ? Sûrement pas l'infirmière qui, débordée, court déjà vers un autre malade.

Poussant le chariot à pansements qui lui est spécialement réservé, les jambes tremblantes à l'idée de me trouver face à une monstruosité, je me dirige sans trop de courage vers cette chambre que tout le monde évite. Terrifiée, je frappe timidement. Une voix me dit :

« Entrez ! » Ouf, elle est toujours vivante. J'ouvre la porte, une odeur de pourriture me coupe la respiration. Je me précipite vers la fenêtre et la mets à l'espagnolette avec l'aquiescement d'une jeune femme de trente ans, ennuyée de la gêne qu'elle procure. Elle me sourit. Elle est jolie, le regard vif, les pommettes saillantes. Sa chevelure auburn, qui a dû être belle, est terne et collée en paquets à force de frotter sur les oreillers.

La chambre de Mme Deschamps n'a rien à voir avec les chambres particulières du secteur privé du grand patron. De couleur triste, la peinture écaillée, cette pièce exiguë ressemble plus à une cellule. Elle sert à isoler les malades mourants, contagieux ou qui sentent mauvais. La table de nuit en fer-blanc aux chromes rouillés est collée au lit, tout aussi attaqué par la rouille. Un petit transistor grésille : « Un p'tit coin d'parapluie contr'un coin d'paradis, elle avait quelque chose d'un ange... », Brassens est là. A côté du poste de radio, un gros réveil Jaz rond, phosphorescent la nuit, sert de support aux photographies : sur l'une, deux petites filles, assises les bras croisés sur un pupitre d'école avec un sourire figé ; sur l'autre, un homme, le visage marqué par les soucis.

Après un « bonjour, comment ça va ? », sur les indications de Francine je commence par la toilette. Puis j'enlève précautionneusement les multiples bandes. Qu'est-ce que ça pue ! Le bras malade est effectivement énorme, rouge, tuméfié, purulent, nécrosé, noir, suintant à la fois. Quelle horreur ! C'est pire que je ne l'imaginais. Je procède à la désinfection. J'effleure à peine la chair de peur de provoquer de terribles souffrances. Pas de réactions de Mme Deschamps. La nécrose abolit toute sensibilité. Maigre consolation. Je m'applique à faire ce pansement long et compliqué le plus rapidement possible. Après celui-là, aucun autre n'aura de secret pour moi. Hors de la chambre, une seule obsession : me désinfecter les mains que je brosse et rince abondamment à l'alcool.

L'après-midi, pendant les cours, nous échangeons nos impressions. Mon expérience n'a rien d'exceptionnel ; à défaut de me consoler, cela me rassure.

Le deuxième jour, Mme Deschamps me demande :

— Vous êtes nouvelle ? C'est vous qui viendrez maintenant ?

— Je suis élève, en stage ici pour un mois.

Je vois une lueur dans ses yeux.

— Alors c'est vous qui serez là tous les matins. Vous êtes douce. Comment vous appelez-vous ?

— Marion.

— Vous faites un dur métier, surtout lorsque vous avez des malades comme moi.

Je ne m'habitue pas à ce fort remugle de pourriture qui, malgré une douche à la fin des soins, me colle à la peau des heures durant. Comment m'en débarrasser ? Le lendemain je parfume ma bavette avec de l' « Eau de roche » de chez Rochas, cadeau de mon petit ami. Je ne sais plus quoi inventer pour combattre cette puanteur. Je nettoie son bras, toujours aussi moche. Il ne prend pas le chemin de la guérison. Le pansement n'en finit pas. Pour faire passer le temps j'engage la conversation.

— Que faisiez-vous avant d'être hospitalisée ?

— Je suis expert-comptable dans une boîte d'assurances. Mais vous savez les chiffres, ça m'embête.

(Silence). Dès que j'ai un moment de tranquillité, j'écris.

— ...

— Je suis passionnée de poésie. Mallarmé, Apollinaire, Rimbaud... Connaissez-vous ?

Elle se mét à réciter d'une voix lente et incertaine :

(...)
Peut-être un soir m'attend
Où je boirai tranquille
En quelque bonne ville,
Et mourrai plus content
Puisque je suis patient.

J'ai encore trois toilettes à faire et je reste là à l'écouter.

Si mon mal se résigne,
Si jamais j'ai quelque or,
Choisirai-je le Nord
Ou le pays des vignes ?...
Ah ! songer est indigne,
(...)

— C'est magnifique, n'est-ce pas ?

Sans voix, je hoche la tête de haut en bas, une boule énorme dans la gorge.

— C'est « Soifs », tiré des *Illuminations* d'Arthur Rimbaud. Avant d'être malade j'achevais un recueil de poèmes qu'une petite maison d'édition acceptait de publier.

— Vous l'avez terminé ?

— Pas tout à fait.

Elle extrait du tiroir de la table de nuit, de sa seule main valide, un cahier d'écolier et un crayon noir.

— Cela m'occupe de longues heures. J'en ai besoin pour survivre.

— Si vous voulez, je peux vous aider à le dactylographier.

Mme Deschamps sourit.

Rentrée à la maison, le soir, je me précipite dans ma bibliothèque à la recherche des poèmes de Mallarmé que j'avais étudiés au lycée dans l'inénarrable *Lagarde et Michard.* Je redécouvre un poète désabusé pour qui « le bonheur d'ici-bas est ignoble ». Le lendemain, je demande à Mme Deschamps :

— Connaissez-vous « Les fenêtres » de Stéphane Mallarmé ?

Et elle récite :

Las du triste hôpital, et de l'encens fétide
Qui monte en la blancheur banale des rideaux
Vers le grand crucifix ennuyé du mur vide,
Le moribond sournois y redresse un vieux dos ?
(...)

J'écoute, les pinces à la main. J'arrête quelques instants les soins.

De jour en jour, la puanteur me semble moins agressive.

Trois jours plus tard c'est « Le pont Mirabeau » de Guillaume Apollinaire que nous réciterons ensemble. J'ai entendu Mouloudji le chanter tellement souvent. Des années après lorsque j'entends :

Sous le pont Mirabeau coule la Seine
Et nos amours
Faut-il qu'il m'en souvienne
La joie venait toujours après la peine...

... je pense à elle.

Aujourd'hui, elle me parle de sa famille.

— Avec les deux enfants, mon époux ne peut se libérer que de temps en temps. Et puis cette odeur est incommodante. Mes filles me manquent terriblement.

— Demandez à votre mari d'enregistrer leurs voix, je trouverai un magnétophone. Vous pourrez ainsi communiquer avec elles, en attendant de les voir.

Cette idée l'enflamme brusquement.

— J'en parlerai à mon mari lors de sa prochaine visite.

Avec les jours, notre relation s'approfondit et nous amène à nous confier davantage.

— Et vous Marion, êtes-vous mariée ?

— Je l'envisage pour la fin de l'année.

— Moi aussi je me suis mariée très jeune, je n'avais pas vingt ans. Les premiers mois... qu'est-ce que c'est difficile ! (Silence) Pourquoi faites-vous ce métier ?

J'hésite.

— On rencontre des gens comme vous.

Ce n'est qu'au bout d'une dizaine de jours que Mme Deschamps me remet son manuscrit. En fin de journée, après le survol de mes cours pour le lendemain, je joue les dactylos. Comme une relique j'installe la machine à écrire de ma mère. Étroite, les touches rondes, noires à caractère blanc, faisant un boucan du diable, le chariot sonnant en fin de ligne, la vieille mécanique n'a rien à envier à celle de Dashiell Hammett dans le film de Coppola. Je mets un morceau de moquette sous cette antiquité pour ne pas empêcher mon voisinage de s'endormir. Le recueil de poèmes sur les genoux, je découvre une écriture fine et tremblante. Contrairement aux professionnelles qui tapent automatiquement leurs textes, je me délecte de chaque mot avant de l'imprimer.

J'utilise deux doigts hésitants, la feuille blanche se noircit peu à peu.

Mme Deschamps me livre sa détresse. Elle souffre. Je n'y peux rien. Pourtant je ressens un malaise. Elle sait qu'elle est foutue. Pourquoi feint-elle de ne pas croire à la gravité de son état en ma présence ? Est-ce pour me ménager ? Refuse-t-elle sa maladie ? C'est tellement injuste. Après une nuit blanche, je lui remets son texte dactylographié. Je lui dois bien cela. Souhaite-t-elle une plus grande connivence ? De toute évidence faire parvenir le manuscrit à la maison d'édition est le moindre de ses soucis. La discussion s'engage sur un tout autre registre.

— Je n'ai pas peur de mourir, c'est ce qui peut m'arriver de mieux. Ce sont mes filles. Je me fais un sang d'encre. Ça va être dur pour elles de démarrer dans la vie avec un tel handicap.

— Mais votre mari est là. Vos sœurs l'aideront. Vous m'avez expliqué que vos petites séjournaient souvent chez elles.

Apparemment rassurée sur ce point, Mme Deschamps poursuit :

— Je ne supporte plus de me voir pourrir de jour en

jour, Marion. J'avais un beau corps, j'étais séduisante. C'est monstrueux, intolérable.

Mon stage touche à sa fin. Je vais quitter cette femme, abandonner ce fardeau. Que va-t-elle devenir ? Je devine son désespoir et j'en ai froid dans le dos. Cette situation est trop lourde à porter, je me confie à Barth, l'homme avec qui je partage ma vie.

— J'ai mis un temps fou à établir une relation avec une mourante et du jour au lendemain tout cesse parce que le stage se termine. Ce travail est inhumain.

— Tu t'investis trop. A la maison, tu ne parles que de tes malades, je me demande parfois si nous existons.

— Je ne peux tout de même pas rester de marbre face à des gens qui souffrent.

J'étais désorientée, je m'interrogeais sur ma façon d'agir. Avoir une relation superficielle avec un malade, n'était-ce pas malhonnête même si cela permettait de survivre ? Avec Mme Deschamps j'ai pris conscience de la dimension de mon métier[1], de l'importance de mon rôle pour le malade. L'infirmière est en première ligne face à la souffrance, elle est souvent seule pour soigner les gens, malgré son inexpérience parfois. Elle doit savoir retenir discrètement ses émotions, ne pas laisser paraître la peur, l'angoisse, le dégoût, la pitié. Je quitte le service, avec un certain déchirement. Curieusement,

1. La formation des infirmières à l'époque était essentiellement axée sur le traitement de la maladie et ne tenait aucun compte de la prise en charge psychologique du patient. Aujourd'hui, le programme des études s'est allongé. La future infirmière est théoriquement formée pour soigner la personne malade et non plus seulement la maladie. L'objectif est-il atteint ? Ses conditions de travail lui permettent-elles de le faire ? N'est-ce pas un cri d'insatisfaction qui a motivé la révolte de l'automne 1988 et son slogan : « Ras la seringue ! »

pendant quelque temps, je rechercherais l'odeur, cette puanteur, comme si elle me manquait.

Deux semaines plus tard, je rencontre Francine. « Au fait, me dit-elle, Mme Deschamps est morte, il y a trois jours. » Brusquement la tête me tourne, je m'appuie contre le mur et pleure. Je me pose des questions sur cette profession que je m'apprête à exercer.

Comment peut-on soigner les gens en leur épargnant la souffrance morale et physique ? Peut-on leur rendre la mort plus douce ?

CHAPITRE 2

Stagiaire tout-terrain

« ... C'est alors, mesdames et messieurs, que nous apercevons l'astronaute américain. Il sort de sa cabine spatiale », hurle soudain le speaker comme s'il commentait le but marqué par un footballeur français. Les yeux rivés sur le petit écran noir et blanc de la salle de jeux du service, Luc et moi, élèves infirmiers, scrutons les images troubles qui défilent à la cadence des cris lancés par le présentateur. « Neil Armstrong touche le sol lunaire. C'est le premier homme qui marche sur la lune. Chères téléspectatrices, chers téléspectateurs, vous vivez un moment historique des plus importants en cette nuit du 21 juillet 1969... »

Retour sur notre planète. Tous les deux, nous effectuons nos quinze jours de nuit. Obligatoire. Un moyen comme un autre de pallier les carences de personnel durant les congés d'été, dans les hôpitaux parisiens. Les unités de soins de ce service de pédiatrie forment une étoile. Chaque branche se compose d'une quinzaine de lits et d'un poste de soins entièrement vitré en son centre. Les chambres sont à un ou deux lits. Les murs, couleur vieux rose, sont décorés de dessins d'enfants, les lits encombrés d'animaux en peluche, de poupées de toutes sortes, de doudounes. A la quantité d'objets, de gadgets qui les entourent, on distingue les enfants choyés de ceux qui sont délaissés.

Deux, atteints de mongolisme ; trois, d'encéphalopathie ; un, de malformations faciales ; deux, d'obésité monstrueuse ; un, de nanisme ; tous ces petits extraterrestres n'ont aucune issue en dehors de l'univers hospitalier.

23 h 30, la lampe de poche à la main je fais le tour des chambres et vérifie que mes petits monstres dorment à poings fermés, sous l'emprise de quelques gouttes de somnifère. Le halo électrique éclaire chaque visage. Plus laids et repoussants les uns que les autres, ces enfants, ou ce qu'il en reste, sont effrayants. Pourvu qu'aucun ne se réveille. Endormis, ils me fichent la frousse ; alors éveillés, c'est le cauchemar. Le tour terminé dans le plus grand silence, je me réfugie dans ma cabine spatiale et m'enferme.

Dans les hôpitaux, les cafards s'en donnent à cœur joie. Planqués derrière les conduites d'eau la journée, ils sortent de leur cachette à la tombée de la nuit et envahissent tout. Ils n'épargnent pas les chambres des enfants. Un matin, en faisant mon tour, j'ai trouvé une de ces sales bêtes noires dans l'oreille d'un marmot. Emmitouflée dans un pull — car même dans les établissements surchauffés, au petit matin on crève de froid —, je me plonge dans *L'Ile* de Robert Merle. Sept cents pages, histoire de me changer d'horizon et de tenir. Ici, il est interdit de somnoler, encore moins de « taper le carton » avec les collègues des ailes voisines. La surveillante contrôle les veilleurs et rappelle à l'ordre ceux qui enfreindraient le règlement.

Pour Luc, question malades et cafards, ce n'est pas mieux que moi. Pour s'évader un peu, il se passionne pour les contrepèteries. C'est idiot mais ça fait passer le temps. Il s'est mis en tête de me familiariser à cette tournure d'esprit particulière. Lors de chaque garde, nous épluchons l' « Album de la comtesse » du *Canard enchaîné*. Peu intéressée au début par ces assemblages compliqués de lettres ou de syllabes donnant de préférence un sens grivois à la phrase, je finis par y trouver un certain amusement et oublie la réalité.

Je délaisse Purcell sur son île, Merle et ses problèmes de pouvoir, et, à minuit, je compose le numéro de téléphone de l'aile d'en face. « Tu peux venir, la surgé (la surveillante générale) est passée. »

Luc, de taille moyenne, les cheveux châtains frisés, de petites lunettes rondes accrochées derrière les oreilles, arrive avec sa pile de *Canard* sous le bras. Tranquilles presque deux heures, le temps d'une ronde sur plusieurs étages, nous voilà plongés dans l'art du contrepet. « Tiens, une de Rabelais, me montre Luc. " Femme folle à la messe. " » Je pige rapidement les ficelles de ce jeu qui déclenche en nous de véritables crises d'hilarité. « Attention, nous allons réveiller les enfants. » Mais il continue de plus belle. « Tiens, celle-là. " Deux folles au pouvoir, quelles garces ! "... »

Plus c'est stupide, plus ça aide à oublier le drame qui se joue au quotidien, dont nous sommes bien souvent les acteurs impuissants.

Ainsi se termine ce stage de gardiennage si éprouvant. Je prenais mon service à 23 heures et le terminais à 7 heures. Des horaires en parfaite opposition avec la vie active de ces mômes. Je n'aurais eu aucun contact avec eux, ce qui me les rendait d'autant plus terrifiants. Un mois de vacances bien mérité allait me permettre enfin de laisser de côté, pour quelque temps, l'hôpital et sa misère.

8 heures. Je monte quatre à quatre les escaliers qui mènent au service de médecine générale. Déjà une odeur d'urine m'oblige à retenir ma respiration. Je franchis l'entrée de la salle des femmes. Cette émanation me rappelle les expériences de chimie, au lycée. Un mois après, je ne me serai toujours pas habituée à cette puanteur forte et âcre, tenace sur les vêtements, résistant à l'eau de Javel. Nichée sous les toits de cette vieille bâtisse de la Salpêtrière, la salle commune de quarante-cinq lits se présente sous la forme d'un long couloir triste, percé à intervalles réguliers de lucarnes distribuant chichement la lumière grise des matins de Paris. Les lits, de part et d'autre, sont faits impeccablement au carré avant la visite. Que le malade ne s'avise pas de le défaire un tant soit peu. A cette époque, la discipline dans les hôpitaux tenait encore de la caserne.

La promiscuité dans ces salles est inhumaine. On partage tout. La nudité de la voisine, les odeurs nauséabondes de l'incontinente, les gémissements du souffrant, les râles du mourant, les cris de la folle hurlant après tout ce qui passe à sa portée... Dans l'aile voisine, on vit les mêmes choses au masculin. Au milieu de ce long couloir trône une grande table recouverte d'un drap blanc : c'est le poste infirmier. On y prépare les perfusions, les injections, les aérosols et toutes sortes de soins dispensés aux hospitalisés. Trente petits tas de flacons et d'ampoules sont alignés sous les numéros de lits inscrits au stylo sur le drap. Ce sont les injections du matin. Pas plus de quatre seringues dans leur boîte stérile pour une série de piqûres à la chaîne.

Édith, seule infirmière pour quarante-cinq malades, est ravie de mon arrivée. Elle répartit le boulot. « Pendant que je vais attaquer les pansements, tu vas préparer les injections, comme ça pour le DE (diplôme d'État), tu seras incollable sur les intramusculaires. » Élève de deuxième année, il n'était pas rare d'effectuer le travail d'une infirmière sans être encadrée par une professionnelle. « Tu as une seringue pour chaque type de médicaments, les antibiotiques, les antalgiques, les anti-inflammatoires, les antituberculeux, m'explique Édith. Nous n'avons pas assez de seringues stériles pour en utiliser une par personne. En revanche, les aiguilles, t'en as suffisamment. Surtout n'aspire pas quand tu as piqué, il ne faut pas que le sang remonte dans le corps de la seringue, tu risquerais d'infecter le malade suivant. » Effrayée, je fouille dans l'espoir de retrouver quelques seringues oubliées. Rien. J'ai l'impression d'être à un siècle des travaux pratiques exécutés à l'école. Édith levant les épaules. « On pleure après le matériel toute l'année. C'est fatigant. Pour le DE ne t'inquiète pas, tu auras tout ce qu'il te faut. De temps en temps, les monitrices devraient retravailler dans les services et les infirmières les remplacer dans les écoles. »

Me voilà partie pour mes trente injections. Cette besogne me prend deux heures car, entre chaque malade, je rince ma seringue au sérum physiologique. C'est le moins que je puisse faire. Lorsque les aiguilles étaient stérilisées des dizaines de fois, leur pointe s'émoussait. Entrer du premier coup dans la fesse relevait plus de la magie que du savoir-faire. D'où la mauvaise réputation des piqûres. Soudain me revient en mémoire la séance de vaccination du BCG un an plus tôt. Même pratique : une douzaine, en file indienne, la manche relevée et le bras tendu, nous attendions notre tour. Le médecin du travail se faisait remplir la même seringue entre chaque injection, seule l'aiguille changeait[1]. Cette vaccination me valut une infection qui mit plus d'un mois à cicatriser.

Le service accueille essentiellement des personnes âgées. Mme Mercier, octogénaire, m'a prise en affection.

— Bonjour madame Mercier. Vous allez bien ?

— Bonjour ma petite fille. Vous ressemblez à ma nièce qui est assistante sociale.

Cette grand-mère a vingt-deux petits-enfants et treize arrière-petits-enfants. Son passe-temps favori : montrer les photos de sa progéniture. Mémé gâteau ou

1. A l'heure actuelle, le matériel jetable s'est imposé pratiquement partout dans les pays occidentaux. Ce progrès considérable s'avère être aujourd'hui indispensable face aux maladies contagieuses (hépatite, Sida...), et un confort supplémentaire pour les patients. Que de chemin parcouru ! Bien que dans de petits hôpitaux ou dans certains établissements pour personnes âgées, des conditions comme celles décrites plus haut perdurent.

plutôt bonbon, il n'y a pas de jour où elle ne m'en propose un. Elle est rondouillarde, un petit chignon sur le haut du crâne, un châle tricoté main couleur fuchsia jeté sur les épaules. Apparemment son état de santé ne semble pas alarmant. Pour son plus grand plaisir et le mien, je m'assieds près d'elle, mon travail terminé.

— Alors madame Mercier, qu'est-ce que vous me racontez aujourd'hui ?

— Sais-tu ma petite Marion que j'ai passé mon permis de conduire à soixante ans... J'ai acheté une décapotable (Elle me fait un clin d'œil coquin) : une 2 CV... et je suis partie en vacances chez des amis dans l'île de Ré. Là-bas, il y a des plages superbes. Tu connais ?

— Vous avez toujours votre auto ?

— J'ai eu pas mal d'accrochages avec, alors je l'ai donnée à ma belle-fille. Sur la route, j'étais la plus vieille, on me devait la priorité. Le respect s' perd ! s'exclame-t-elle en riant.

Et puis, comme toutes les vieilles personnes, elle saute du coq à l'âne. Je perds le fil de l'histoire. A travers tous ses souvenirs, elle revit.

— Au moment de l'exode, nous sommes partis à vélo, mes trois fils et moi, rejoindre mon mari dans la zone libre. Pour que mes enfants mangent des œufs frais, j'avais emporté deux poules dans une sacoche. Grâce à Roussette et Grisette, nous avons parcouru cinq cent soixante kilomètres sans trop de problèmes de ravitaillement. A la fin de la guerre, nous avions épuisé nos tickets de rationnement de 750 grammes de pain. Il ne nous restait plus que des tickets à 150 ou 50 grammes. Nous les avons falsifiés. Faut comprendre, avec deux fils dans la force de l'âge. Une heure avant la distribution des denrées, on se mettait au travail. On décalquait le 7 sur un ticket original et on le reportait devant le 50. Après ça, il suffisait de le repasser à l'encre. Ni vu, ni connu, j' t'embrouille ! Lorsqu'il fallait remplacer le 1 par un 7, c'était beaucoup plus compliqué, on devait gratter. Les tickets étaient contrôlés par les commerçants. Si on était pris, on nous arrêtait. Un de mes fils était dessinateur. Il avait la main. J'ai toujours eu peur qu'il se mette à fabriquer de faux billets. C'est pas un crime, mais ça peut coûter cher.

Elle se souvenait de détails, de faits datant de plusieurs dizaines d'années, alors qu'elle avait oublié qui était venu la voir la veille ou ce qu'on lui avait dit deux jours avant. Après une matinée sans temps mort, ce moment offert à Mme Mercier me redonnait courage pour les cours de l'après-midi.

Le mardi est le jour de la grande visite. La surveillante contrôle. Le bon ordre doit régner dans la salle. Elle fait enlever là un bassin, ici une cuvette, repasser par endroits la toile à laver, ramasser les bols oubliés du petit déjeuner. A l'hôpital comme dans la vie de tous les jours, le paraître prime sur l'être et *a fortiori* le bien-être. L'honneur de la surveillante est sauf pourvu que les lits soient fait au cordeau et que la merde soigneusement cachée n'indispose pas le grand patron.

Coincé entre les ailes « hommes » et « femmes », le PC de la surveillante est un petit bureau où se trouvent enfermées la pharmacie et toute la paperasserie nécessaire au fonctionnement du service.

« Tous les malades dans leur lit ! » L'injonction est suivie d'un silence pesant. L'aréopage fait son entrée. Le patron en tête, talonné par la surveillante fardée, mise en plis de la veille, le calepin sous le bras, suivie par l'assistant que ce genre de visite embête, puis les internes chargés de dossiers et, en fin de cortège, les externes revêtus de leur blouse blanche, propre, aux poches bourrées de fiches techniques de laboratoire, de vade-mecum de médecine, le stéthoscope autour du cou. L'infirmière, débordée par les tâches, n'est pas de la fête. Pas plus que les stagiaires qui sont tenues pour quantité négligeable. Encore que... lorsque l'une d'entre elles, comme disait l'un de mes professeurs, a du « quant-à-elle », certains patrons ne dédaignent pas de lui donner du mademoiselle, voire de l'inviter à quelque partie fine. Si d'aventure ladite demoiselle a suffisamment de personnalité pour se soustraire à l'invitation, elle risque de se faire un ennemi, car comment peut-on ne pas succomber au charme et à l'attrait d'un grand patron même chevrotant ?

Cette cohorte de médecins ignore que, dans le service où ne sont hospitalisées que des personnes âgées, les effectifs sont insuffisants pour la charge de travail. Certaines personnes sont presque totalement dépendantes, d'autres alitées ne répondent pas seules à leurs besoins, très peu sont autonomes. L'infirmière passe donc ses journées à faire du « nursing » — laver et changer le malade — et du nettoyage — entretien du matériel, réfection des lits. Le travail est à recommencer indéfiniment, il finit par décourager les meilleures volontés d'autant que le contact avec les vieillards n'est pas des plus aisés. De toute façon, pour ce qui relève des soins, le patron n'a qu'un seul interlocuteur : la surveillante.

Le silence est de rigueur. Les malades sont de marbre. Seuls les pigeons, locataires des bords des lucarnes entrouvertes à la recherche de quelque nourriture, sont autorisés au chahut. « Fermez les fenêtres ! » ordonne le maître. La surveillante, une grande blonde bien en chair, monte sur un fauteuil, exhibant ses gambettes. L'assistance pouffe de rire. Le patron fronce les sourcils.

Déjà deux heures trente de visite et ce n'est pas terminé. Chaque dossier de malade est passé au crible. Les résultats des examens vérifiés, les clichés radiologiques argumentés, les courbes des constantes — température, tension artérielle, pouls, urine — analysées, les traitements réajustés. De temps à autre, le professeur, la blouse blanche ouverte sur un costume trois-pièces gris souris et un nœud papillon noir, interroge ses étudiants. Lorsque la réponse est longue à venir, les bras croisés sur sa bedaine, il fixe sa victime et, avec l'ongle de son pouce droit, il gratte avec vivacité, de haut en bas et d'un bout à l'autre, sa moustache. « Que c'est stressant », confie une externe à son collègue aussi mal à l'aise.

La troupe des blouses blanches s'arrête au pied du lit de Mme Mercier. Elle s'est faite toute belle pour la visite. Les spécialistes viennent se pencher sur sa santé. Pierre, l'interne, récite son observation :

— Mme Mercier souffre de douleurs articulaires bilatérales dues à une inflammation des articulations distales des membres... responsable d'attitudes vicieuses qui la conduisent à une impotence fonctionnelle...

— Avez-vous demandé un cliché des articulations atteintes ?

Pierre tend les radiographies au maître.

— A-t-elle des antécédents d'hémopathie, d'atteinte hépatique, d'insuffisance rénale... ?

L'interne montre les examens de laboratoire.

— Les antalgiques ne sont pas d'une grande efficacité, poursuit Pierre.

— Cette patiente est fébrile depuis quinze jours, intervient l'assistant, une armoire à glace, voûté, de grosses lunettes carrées tombant sur le bout du nez.

Mme Mercier adresse un clin d'œil maternel à son interne, ravie d'être le sujet de conversation des docteurs. Elle n'entendra même pas la conclusion du patron s'adressant à sa cour et non à l'intéressée :

— Regardez les radios, elles sont splendides, vous avez là une très belle maladie de Charcot.

Belle, pas pour tout le monde lorsqu'on sait que cette pathologie provoque des douleurs insupportables, rend impotent et altère considérablement l'état général. Les malades, ignorants du jargon médical, n'osent pas demander des éclaircissements sur leur cas et parfois s'imaginent souffrir de maux gravissimes. Personne pour les rassurer, leur traduire. Si : l'infirmière quand elle disposera d'un petit moment et l'interne après la visite. Le grand patron, seul maître après Dieu, n'a pas de temps à perdre dans des explications qui seraient mal comprises.

Mme Mercier n'est pas le style de malade à harceler les médecins pour en savoir plus sur ses souffrances, mais plutôt à se faire du souci pour la santé des personnes qui l'entourent. « Mon petit Pierre, vous avez les traits tirés ce matin, vous devriez vous ménager, vous faites trop de gardes, vous ruinez votre santé. » Elle attrape les mains de l'interne assis sur son lit et les serre en fermant les yeux. Elle joue à merveille son rôle de grand-mère. Qu'est-ce qu'elle l'aime son Pierre ! Elle suit aussi avec intérêt son aventure avec Édith, l'infirmière, une jolie rousse de vingt-trois ans qui a connu Pierre il y a quatre mois, lorsqu'il a pris ses fonctions dans le service. Mme Mercier, qui n'en perd pas une miette, me fait remarquer d'un air entendu : « Ils font un beau couple tous les deux ! »

Fière d'avoir conquis ce grand garçon un peu maigre, aux yeux clairs, apprécié pour sa gentillesse, Édith a manqué de discrétion et aujourd'hui on papote dans leur dos. L'hôpital c'est la province !

Dernier jour de stage. La matinée commence mal. Deux paravents dressés neutralisent un lit. C'est mauvais signe. Une vieille dame, n'ayant reçu aucune visite depuis un mois, est morte au petit matin. Pas besoin de faire un dessin aux autres. Silencieux, assis dans leur lit, ils sont immobiles. Là, le crayon est couché sur les mots croisés, ici, la rangée de mailles du tricot n'est pas achevée... Mme Mercier m'embarque dans ses histoires de cimetière.

— Quand je vais déposer des fleurs sur la tombe de mes morts, vous vous rendez compte, il y en a qui n'ont rien. Je vais me servir sur celles qui sont bien fleuries. C'est normal. Sinon : « tous égaux devant la mort » ne veut plus rien dire.

— Je n'ai pas le culte des morts.

— Ça, ma p'tite fille, c'est un problème de génération.

Aujourd'hui, les cours débutent dans une salle de classe à moitié vide. Ma parole, elles se sont donné le mot pour sécher. Intriguée, j'interroge ma voisine :

— Où sont les autres ?

— T'es pas au courant ? Il y a une épidémie de rubéole dans l'école. Plus d'une dizaine sont malades.

Je suis enceinte de quatre mois. Paniquée, je file à la fin de l'heure retrouver Barth à la sortie de son collège. « Si je l'ai attrapée, le bébé peut être anormal. » Les jours suivants, de laboratoire en laboratoire, je me soumets à tous les examens susceptibles de me rassurer. Ouf ! Les résultats sont bons.

J'annonce enfin l'événement à la directrice qui, tailleur bleu marine sur chemisier blanc, cheveux poivre et sel emprisonnés dans un filet, me regarde par-dessus ses lunettes demi-lune, les coudes sur la table et les mains jointes.

— Mademoiselle, si vous manquez des stages, je ne pourrai pas vous présenter au DE en septembre prochain.

D'abord ce n'est pas mademoiselle, mais madame.

— Je m'engage à aller jusqu'au terme des études.

— Vous croyez vraiment que vous aurez l'esprit à cela, si près d'accoucher ?

— En me reposant, j'aurai tout le loisir de préparer l'examen.

— Nous verrons bien.

Je suis adulte, majeure et l'on me réprimande vertement comme l'enfant pris le doigt dans un pot de confiture. Pour la culpabilité, tu repasseras ma vieille. Je rejoins mes camarades en salle de cours pour une heure d'anatomie. Le professeur n'est toujours pas arrivé. Chirurgien à l'hôpital, il est parfois retenu par une urgence.

Le voilà ! Grand, bien balancé, la gueule à la Newman, il se dirige à grandes enjambées vers le bureau, s'excuse avec un charme fou pour son retard. Comment ne pas lui pardonner ? Il pose son cartable de cuir rouge et en sort un document plastifié : la liste alphabétique des élèves. Il appelle le premier nom.

— Alibert au tableau.

Éclat de rires général. Depuis qu'il nous fait cours, je suis la seule qu'il interroge. La première en haut de la liste. Par la suite, je troquerai le A contre le S.

Imperturbable :

— Que savez-vous de l'estomac ?

— C'est une poche située dans la partie supérieure gauche de la cavité abdominale...

Je connais mes cours d'anatomie par cœur. De retour à ma place, Luc, mon voisin, me souffle en se moquant : « C'est à croire qu'il n'y a que ton nom sur sa liste. »

Il fait semblant de prendre des notes, déjà le jeu de tarot est sur la table. Ils sont quelques-uns au fond de la salle à jouer à longueur de cours. Leur prosélytisme a fait des adeptes. A la fin de la deuxième année, plus de la moitié de la promotion tape le carton des après-midi entiers.

Les interrogations écrites d'anatomie pleuvent pour vérifier le niveau des connaissances de tous et plus seulement le mien. Précautions superfétatoires puisque, d'après le professeur, il faut apprendre et oublier sept fois cette matière pour la retenir.

C'est quand même dans les facultés de médecine

que les enseignants montrent le plus de perversité. Tel celui qui perce les crânes avec une vrille et demande à ses étudiants : « Quel nerf passe par ce trou ? » Ou l'autre qui lance en l'air les os de la main comme des osselets et interroge sa victime : « A quelle main appartiennent-ils ? » Un jour, un étudiant moins impressionné que ses collègues répliqua en faisant sauter sa montre dans la main : « Quelle heure est-il ? » Le professeur l'a sacqué. On n'est pas ici pour rigoler. Et cet agrégé qui, la veille des examens, se balade dans les couloirs de la fac et questionne les futurs candidats : « Vous n'avez pas vu le professeur G. ? » Ceux qui répondent non ne sont donc jamais venus à ses cours. Il ne les loupera pas à l'oral.

Pour mon dernier stage, je suis affectée en pédiatrie. Comme par hasard ! Pourtant, au moment du choix je m'étais inscrite en chirurgie. L'explication : trop de demandes dans cette spécialité alors que des places sont libres chez les enfants... Et pour cause.

Le premier lundi de juin 1970, je me dirige vers le service de neurologie d'un hôpital parisien. Le bureau de la surveillante est entrouvert. Je frappe. Une personne assise, raide comme un piquet, un planning à la main, me dit « Entrez ». Galons en évidence sur sa coiffe, la surveillante, une femme proche de la soixantaine qui vit probablement ses dernières semaines à l'hôpital avant la retraite, m'observe des pieds à la tête. Je me présente :

— Je suis la nouvelle stagiaire.

— Vous mettrez votre voile comme il faut, mademoiselle.

Même enceinte de huit mois, on me donnera du « mademoiselle ».

La profession est tellement marquée par le parallèle permanent avec les ordres religieux (vocation, voile, dévouement, abnégation...) que spontanément toute infirmière est interpellée sous le vocable de « mademoiselle », par les malades aussi d'ailleurs. La traduction littérale d'infirmière en allemand est : *Krankenschwester,* sœur des malades.

Le voile est partie intégrante de la panoplie d'infirmière, avec la blouse blanche boutonnée devant. Je l'avais toujours porté roulé sur lui-même en bandeau, pour attacher mes cheveux longs. Flûte, je n'étais pas entrée dans les ordres, encore que... La surveillante, mi-vieille fille, mi-religieuse, n'était pas un phénomène rare à l'époque [1]. Autoritaire, elle adoptait un ton maternel à l'égard du personnel et des malades, les appelant « mon p'tit ».

Je pénètre dans un couloir jalonné de boxes vitrés en vis-à-vis permettant une bonne surveillance, à la recherche de l'infirmière première. Responsable des soins après la surveillante, elle a sept soignantes sous ses ordres pour vingt-cinq nourrissons. Je n'avais encore jamais vu autant d'infirmières en même temps dans un service. En règle générale les services d'enfants sont

1. Aujourd'hui, appelée « cadre infirmier », la surveillante est le plus souvent recrutée sur titre, après une formation d'un an débouchant sur le CCI (certificat de cadre infirmier) qu'elle ne peut engager qu'à l'issue d'un concours. Certaines sont encore nommées à l'ancienneté, selon le bon vouloir de la direction administrative ou médicale.

bien dotés en personnel, contrairement aux services de gériatrie où les soins sont pourtant tout aussi lourds et fréquents. Signe de l'intérêt porté à la vieillesse ?

L'accueil n'est pas plus chaleureux que chez la surveillante. Quand il ne l'est pas au niveau du chef, il n'est pas rare qu'il ne le soit pas non plus au niveau de l'équipe. Un mois là-dedans, je vais souffrir.

Après la réfection des lits, livrée à moi-même, je pars à la découverte de ces petits êtres à grosse tête. J'essaie de comprendre de quoi ils sont atteints et comment se traduit leur maladie.

Ces nourrissons sont complètement amorphes. A sept ou huit mois, ils ne tiennent pas assis. Leur tête est énorme et doit être continuellement maintenue. Comme ils sont chauves, leurs veines bleutées apparaissent sur les tempes et le crâne. Leur teint, d'une blancheur d'albâtre, et l'ombre sous les yeux leur donnent un regard creux, vide, déjà fatigué de vivre. Leur peau est si mince que leurs longues mains aux doigts effilés sont veinées de toutes parts. Ils n'arborent pas les petites mains potelées des enfants de leur âge. Je m'approche d'eux mais n'ose les toucher. Je les sens si fragiles.

Ce service, difficile psychologiquement, ne se simplifie pas la vie dans son fonctionnement quotidien. Les soins aux enfants ne sont pas confiés à la même personne mais saucissonnés entre plusieurs. Les tâches sont attribuées aux infirmières selon leur rang dans l'équipe. La première suit les visites, coordonne les soins ; la deuxième programme et effectue les divers examens ; la troisième prend en charge les traitements ; la quatrième, les biberons... jusqu'à celle qui ramasse et compte les couches sales. Cette hyperhiérarchie est un désastre pour la prise en charge affective des enfants. Ils voient se pencher sur eux trente-six têtes différentes. C'est un désastre également pour l'épanouissement des soignantes qui, reléguées à un rôle d'exécutantes, se démobilisent et perdent tout esprit d'équipe. Personne ne se pose la question de savoir s'il est opportun de maintenir, dans un tel service, une élève infirmière que toutes voient grossir à vue d'œil. Seule Odile, mon amie, une fille élancée, les cheveux blond doré, bouclés, entourant deux grands yeux verts, se rend compte de l'angoisse que j'éprouve au contact de ces enfants.

— Mets-toi en arrêt de maladie, me conseille-t-elle.

— Je ne peux pas me faire porter pâle, c'est mon DE qui est en jeu.

— Tu ne crois pas que ton examen passe après ton bébé ?

— Avec un enfant, il faut que je gagne ma vie. Tu sais, je n'ai pas le choix.

— Demande à changer de service.

— J'ai essayé, tu penses, la monitrice m'a culpabilisée un peu plus, comme si être enceinte était une faute grave.

— Tu vas au self à midi ?

— Barth m'attend pour aller manger un croque-monsieur dans un troquet du coin, il n'a pas cours cet après-midi.

Après ce repas frugal mais délassant, je rejoins la salle de cours. Barth en profite pour faire le plein de bouquins à la FNAC. Nous restons à Paris car nous sommes invités à dîner chez ses parents. Chic, ce soir j'échappe aux transports en commun.

Chaque matin, je retrouve mon service d'hydrocéphales et sa surveillante qui attend le patron sur le perron, la cape bleu de nuit sur le bras pour qu'à sa descente d'auto Monsieur ne prenne pas froid. Un sentiment mêlé de tendresse, de pitié, de répulsion et de révolte me ronge de jour en jour et je crains de voir entamé mon dynamisme naturel. Je ressens une injustice flagrante de la vie, face à ces bambins. Lorsque ces nourrissons dorment, je souhaite qu'ils ne se réveillent plus. Ils ont l'air si bien. Un sourire se dessine sur leurs lèvres, comme s'ils avaient oublié ou étaient libérés de leurs épouvantables disgrâces.

A la fin de la matinée, je croise Odile dans les vestiaires, enfilant son jean et une veste cintrée en velours bleu roi, sur un caraco noir à toutes petites étoiles blanches. Je lui propose :

— Ce soir, on va voir le dernier Polanski, on t'emmène si tu veux.

— *Rosemary's baby ?* T'es fêlée ! Un film d'horreur, à quelques semaines de pondre, c'est vraiment pas le moment, me réplique-t-elle levant les yeux au ciel.

— De toute façon, c'est déjà l'horreur ici. Ça ne peut pas être pire.

En sortant du cinéma, je n'étais plus qu'à moitié rassurée. Rien ne ressemble plus au vagissement d'un nouveau-né que le miaulement d'un chat qui, comme chacun sait, est la créature du diable.

Le dernier jour, enfin, l'équipe me remet mon rapport de stage. La note est basse et argumentée par « des difficultés d'intégration dans l'équipe ». Une des infirmières me souhaite un enfant normal. Quelle délicatesse ! Je suis touchée.

Ce stage, éprouvant pour la future maman que je m'apprête à devenir, m'engage à consulter mon gynécologue. Je lui fais promettre de ne pas laisser vivre mon bébé s'il est anormal. L'échographie n'est pas encore à la mode, aucun moyen d'être rassurée. Lors de l'accouchement je lui rappellerai mon souhait. Plus tard, il m'expliquera que la présentation de face de ma fille au dernier moment lui a fait craindre le pire : une malformation de la boîte crânienne. L'anesthésie d'urgence que je recevrai me fera perdre toute possibilité d'intervenir le cas échéant. Je ne pourrai compter sur le père qui, à cet instant, se fera sortir de la salle par l'accoucheur.

— Je n'ai que deux mains et ne peux m'occuper que d'une personne à la fois.

Le bébé sera normal.

Pendant huit ans, j'éprouverai une aversion profonde pour les services d'enfants malades. Au cours d'un de mes stages à l'école des cadres infirmiers, dans un service de néo-natalogie — les nouveau-nés y pèsent moins de deux kilogrammes —, le patron me proposera un poste de surveillante, à la suite d'un travail effectué qui portait sur les possibilités d'amélioration du fonctionnement de son unité de soins. Je refuserai.

— T'es reçue, me crie Odile au téléphone.

Elle est allée voir les résultats du DE. Depuis un mois je pouponne. J'ai passé l'écrit de cet examen dans des conditions pour le moins originales. A une semaine d'accoucher, je planchais sur la coxarthrose. La salle Wagram à Paris s'était transformée en lieu d'examens pour l'occasion. Installée inconfortablement devant une table de bistrot, je m'acquittais au plus vite de cette épreuve. Le col très dilaté, je risquais à tout moment de ressentir des contractions. Ma mère m'attendait dehors dans sa 4L avec ma valise, au cas où les choses se seraient précipitées, prête à m'emmener d'urgence à la maternité.

Je connaissais bien le sujet de l'examen. Je noircissais les feuilles blanches à vive allure, comme si je n'allais pas pouvoir terminer. Mon gros ventre m'empêchait de me tenir assise longtemps.

Les épreuves pratiques s'étaient déroulées quelques semaines auparavant : une intramusculaire sur un nouveau-né et un pansement sur un malade opéré d'une hernie n'avaient posé aucun problème.

Odile et moi nous précipitons au bureau administratif qui attribue les postes en fonction du rang de sortie. Comme beaucoup, j'espère obtenir un service de jour (7 heures-15 heures).

— Ne rêve pas, il n'y en a pas pour les infirmières diplômées depuis plusieurs années. Si on n'est pas de nuit, ce sera déjà pas mal, me console mon amie.

Je suis nommée de garde (15 heures-23 heures) à l'hôpital Necker, dans un service de pédiatrie. A croire que je suis prédestinée pour cette spécialité. J'entame sur-le-champ toutes les démarches pour être affectée ailleurs.

— Prenez votre poste, m'enjoint un sous-fifre du service du personnel débordé par la queue des mécontentes, je verrai plus tard ce que je peux faire.

A force de ténacité, trois semaines après, je rejoins le bloc opératoire d'ORL où je commence une spécialisation de panseuse — infirmière spécialisée au bloc opératoire. Le travail m'enchante. Je suis dans une équipe où les médecins et les soignants coopèrent en bonne intelligence. Rare en ce temps-là.

L'assistant, de cinq ans mon aîné, avec qui je fais équipe est originaire du Charolais où il retourne chaque week-end lorsqu'il n'est pas de garde. Il me vante la beauté de son pays et surtout des vaches dont ses parents font l'élevage. A Paris, il termine ses études et effectue des travaux de recherche sur l'oreille interne. Entre deux urgences, je l'aide à traduire des textes en allemand, n'ayant pas encore tout oublié de mes cours du lycée. Nous recevons essentiellement des gosses qui se collent toutes sortes de corps étrangers dans les bronches mais surtout des pièces de monnaie. Chaque soir, les paris sont ouverts à propos du montant des pièces découvertes sur la radiographie. Ils débouchent sur de petites bouffes préparées à l'improviste par le perdant, avec les ingrédients de l'épicerie du coin.

Malgré cette agréable ambiance, ma santé ne résiste pas aux tribulations de l'infirmière banlieusarde qui travaille à Paris. Debout à 5 heures du matin, mon bébé de trois mois oblige, je pars vers 13 heures, le temps de le déposer en nourrice et de me coltiner une heure trente de trajet pour prendre mon poste à 15 heures. Barth, qui est instituteur, récupère la petite à la sortie des cours et s'en occupe jusqu'à ce que je rentre vers minuit et demie. Comme je suis morte de peur dans les transports en commun à cette heure avancée de la nuit, il vient m'attendre pratiquement chaque soir à l'hôpital, le bébé sur la banquette arrière de notre vieille Dauphine, par n'importe quel temps.

Quatre heures de sommeil par nuit, nul ne tient longtemps. Je résiste cinq mois. Ne voulant pas capituler, chaque semaine je repose la même question au bureau du personnel :

— Quand pensez-vous avoir un poste libre de jour ?

Inlassablement on me répond, pour me faire patienter :

— Probablement dans le mois qui vient, repasser la semaine prochaine...

Toujours rien. Un beau jour, ne surmontant plus la fatigue, je leur envoie à contrecœur ma demande de mise en disponibilité pour élever mon enfant. Mon métier me passionne, mais je suis obligée de l'abandonner.

Pourtant, nous sommes en 1971, en pleine pénurie d'infirmières [1]. Qu'importe ! On ne fait aucun effort pour garder les diplômées et on forme des aides soignantes en pagaille pour les remplacer au chevet du malade.

Vingt ans plus tard, Michèle Barzach puis Claude Évin, ministres de la Santé, constateront dans l'univers hospitalier parisien les mêmes carences liées aux mêmes causes. Ils envisageront les mêmes solutions.

1. Aujourd'hui le manque d'infirmières est tel dans les hôpitaux de la capitale et de sa banlieue que les demandes de mise en disponibilité ne sont acceptées qu'au bout de nombreux mois.

CHAPITRE 3

Un pion sur l'échiquier

IL est déjà 17 heures, en ce dimanche de novembre. La clinique est déserte. J'achève ma deuxième semaine de travail. Alors que je débute dans le métier, je suis la seule infirmière, avec une aide soignante, pour quarante-cinq lits répartis sur trois étages. Depuis 7 heures ce matin je n'ai pas vu le temps passer. Il me reste encore quatre heures à trimer avant l'arrivée de la relève pour la nuit. Une urgence. Je joins le chirurgien de garde.

— Allô ! Docteur Leroux, je ne vous dérange pas ?

— Jamais ma petite Marion. C'est un plaisir de t'entendre, susurre le chirurgien de garde, la voix mielleuse.

— Un enfant de dix ans est arrivé pour une appendicite. Il a 39°5, a vomi chez lui ce matin et souffre du côté droit.

— Qui l'adresse ?

— Le Dr Robin.

— Ah ! Encore une rhino-pharyngite. Mets-lui la main sur le bide et dis-moi s'il a une défense[1].

1. L'abdomen est douloureux et résiste à la palpation.

Ses propos me parviennent, étouffés par un bruit de fond. Je devine une réception mondaine. Une voix de femme crie :

— Roger, le champagne est servi.

Je laisse pendre dans le vide le combiné du téléphone mural et me précipite pour palper l'enfant. Je promène ma main sur son abdomen.

— Son ventre me semble souple, mais... (je reprends mon souffle)... il se plaint toujours de douleurs dans la fosse iliaque droite.

— Glace-le, demande un bilan sanguin et surveille sa température, ma chérie.

La bouche pleine, il poursuit :

— Je passerai en fin de journée. Pas d'autre problème ?

— Si, M. Lefèvre.

— ...

— Votre prostate de vendredi... Il saigne beaucoup et la sonde se bouche malgré les lavages de la vessie.

— Accélère le débit. Surveille la tension artérielle. Je le verrai ce soir. A tout à l'heure !

Déclic du téléphone. C'est vrai quoi ! je le barbe avec mes histoires. Je ne suis pas plus avancée. Je cours rassurer M. Lefèvre et lui annoncer que le Dr Leroux va venir. J'en profite pour vérifier que le sac collecteur d'urine, relié à sa sonde, n'est pas plein. Je referme la porte de la chambre, un coup de sonnette retentit. C'est la 8. « Pourriez-vous m'apporter un vase pour mes fleurs ? » me demande une femme, petite, les joues creusées par la maladie et le souci, qui a un superbe bouquet de roses posé sur le pied de son lit. Elle m'expliquera, un matin pendant le pansement, que depuis six mois elle est à la retraite et qu'elle a travaillé toute sa vie, en se privant, pour acquérir un petit pavillon avec un bout de jardin pour cultiver des fleurs. Maintenant qu'elle pourrait en profiter, elle est gravement malade. Quelques mois plus tard, elle reviendra mourir ici de son cancer du côlon. Ce jour-là, je prendrai conscience qu'il faut jouir de la vie au jour le jour.

Je file au poste infirmier. Un bien grand mot pour désigner un endroit exigu de trois à quatre mètres carrés. L'architecte l'avait oublié dans ses plans. C'est un bout de couloir qui fait office de bureau pour les infirmières. Un tabouret de bois est placé sous une minuscule table recouverte de Vénilia blanc où tient tout juste, lorsqu'il est ouvert, le cahier de transmissions. Le téléphone n'a trouvé sa place qu'au mur carrelé de blanc, près du dispositif lumineux de l'appel malades. A côté, un évier étroit permet de laver les instruments sales et les mains du personnel entre chaque soin. Le chariot à pansements peut à peine entrer. La lumière artificielle brûle jour et nuit, faute d'ouverture. Un vrai cagibi.

Après avoir porté le vase, je retourne auprès de ma petite appendicite. Comme il n'existe pas de salle d'urgences, j'ai couché l'enfant dans un lit d'hospitalisation. Au minimum, il passera la nuit en observation. C'est toujours une journée d'hospitalisation pour la clinique. Pas de petits bénéfices.

Le dortoir regroupe quatre enfants. La télévision collective braille, deux des petits pensionnaires, l'appendicite et la hernie, chahutent, rivalisant de vitesse avec des automobiles téléguidées tandis que le troisième, les amygdales, les regarde. Le dernier, l'urgence, le teint pâle, les lèvres sèches, les cheveux blonds collés par la transpiration, grelotte de froid au fond de son lit.

— Comment t'appelles-tu ?

— Julien, me chuchote-t-il.

— Je vais te faire une prise de sang. N'aie pas peur. Je t'expliquerai et tu ne sentiras rien.

L'enfant, mort de trouille, se raidit. J'ai toutes les peines du monde à lui trouver une veine. Comme les autres le regardent et sont prêts à se moquer de lui, il se résigne. Enfin le sang jaillit dans le tube destiné au laboratoire. Les parents de Julien, un jeune couple, s'inquiètent.

— Dans combien de temps le chirurgien sera-t-il là ? Notre médecin nous a dit qu'il fallait opérer notre enfant en urgence.

Je leur réponds, assez gênée : « Dans un petit moment. » Je ne peux pas leur dire que le Dr Leroux est à la campagne, qu'il ne passera qu'en fin de journée ; ni que le Dr Robin n'envoie que de fausses appendicites... Toutes les demi-heures, le père et la mère sont sur mon dos. « C'est inadmissible, mademoiselle, qu'aucun médecin ne soit de garde sur place. » Je subis la hargne de ces gens comme si j'étais responsable de cet état de fait. Je m'abstiens de répliquer car je partage leur angoisse face à la douleur de leur gosse. Comme toujours, à l'arrivée du chirurgien ils se tairont, lui feront des salamalecs et lui donneront du « Docteur » tous les trois mots, trop contents que le spécialiste se penche enfin sur le cas de leur progéniture.

A l'hôpital de nos jours, les services d'urgences sont souvent mis en cause, mais il y a au moins un médecin de garde sur place. Pas toujours libre immédiatement certes, mais il n'est pas dans sa maison de campagne, au bout d'un téléphone et ne comptant que sur le jugement et l'appréciation d'une infirmière débutante. Bien souvent en clinique, les urgences sont chirurgicales, donc en principe elles ne doivent pas attendre. Heureusement, nombre de cas ne sont pas de véritables urgences.

En dehors des visites des médecins, il n'y a personne auprès de qui je puisse demander conseil, m'entretenir de problèmes concernant les patients. En tandem avec Jeanine, une aide soignante de quarante-six ans qui travaille depuis douze ans dans cette clinique, j'ai pu éviter durant ces quatorze heures de nombreuses erreurs. Boudinée dans une blouse, plus courte derrière que devant, où ses grosses fesses ne trouvent pas leur place, elle est pieds nus dans des Scholl — sabots de bois à talons — dont le claquement bruyant l'annonce longtemps à l'avance. Le téléphone ne cesse de resonner. « Le labo », me crie Jeanine. Ce sont les résultats de Julien. Ils ne sont pas alarmants et ne plaident pas vraiment en faveur d'une appendicite aiguë. Ils attendront le passage du chirurgien.

A peine ai-je raccroché que cela resonne. C'est l'ORL qui prévient que, demain, il commencera sa séance opératoire avec une demi-heure de retard. « N'oubliez pas de prévenir l'anesthésiste, je compte sur vous. »

Le dimanche, le poste infirmier est transformé en standard, en bureau des admissions et des pleurs.

20 h 30. J'entends des pas pressés venant du couloir. De la sciure de bois dans les cheveux indique que le Dr Leroux a eu une autre urgence à traiter. Bricoleur, il consolide les poutres de sa maison de campagne. Un autre week-end, il arrivera le crâne fendu par une solive, l'anesthésiste de garde le recoudra. Douze points de suture.

Après une pause forcée de six mois, je reprenais une activité. Un seul salaire nous permettait difficilement de nous en sortir. La pénurie d'infirmières était telle, que les postes à pourvoir dans le privé étaient légion. Pas la peine de faire les petites annonces. On pouvait même avoir des exigences.

« Marion S. ? » J'emboîte le pas d'un homme grand, élégant, enjoué, de belle prestance dans un costume Cardin, la cravate en parfaite harmonie. Brummel en personne me prie de le suivre. Assis dans le bureau sombre et impersonnel d'une salle de consultation, le directeur de la clinique me débite les conditions de travail d'un ton ferme, presque autoritaire.

— Vous gagnerez 1 500 francs par mois, pour sept heures par jour, six jours sur sept ; vous serez une semaine du matin, une semaine d'après-midi... Quand pensez-vous commencer ?

Si je reprends du service dans le privé, c'est pour bénéficier de quelques avantages : « J'ai un bébé, des problèmes de nourrice, j'aimerais ne travailler que le matin. » Surpris par une telle exigence, le dandy me fixe, un air d'audace dans le regard. Sa voix, un peu forte au début de l'entretien, se radoucit au fil de la conversation. « C'est d'accord, vous débutez lundi. La surveillante va vous expliquer tout cela en détail. » Il se lève, me serre la main avec un grand sourire et me dit : « A très bientôt. » P-DG affairé, il se retire laissant flotter derrière lui le parfum « Pour un homme » de Caron.

Voilà comment je me suis retrouvée infirmière dans une clinique chirurgicale, au chevet des malades chaque jour de 7 heures à 14 heures. Seul point noir : le dimanche. Comme nous ne sommes que quatre infirmières — deux le matin, deux l'après-midi —, nous effectuons un dimanche de quatorze heures — 7 heures/21 heures — toutes les quatre semaines, afin de nous épargner un dimanche de sept heures tous les quinze jours. « Tu ne peux pas tout avoir », m'aurait dit mon grand-père.

En 1971, les salariés du privé devaient encore quarante-deux heures hebdomadaires, alors que, depuis 1968, le secteur public effectuait la semaine de quarante heures. Compte tenu de notre horaire quotidien il n'était possible de prendre deux repos consécutifs qu'après avoir assuré un service de dimanche. On nous l'a assez répété : cet-te-pro-fes-sion-a-des-con-traintes-il-faut-les-ac-cep-ter.

Mon privilège : ne travailler que le matin. Il m'oppose à Maryline, l'infirmière avec qui je fais équipe. Du jour au lendemain, sans lui avoir demandé son avis, elle doit assurer l'après-midi. Terminant vers 21 heures, toutes ses soirées sont compromises. Dur, dur, pour une célibataire ! Les jours suivant mon arrivée dans l'établissement, le directeur s'enquiert régulièrement de mes états d'âme lorsqu'il me croise dans les couloirs :

— Vous vous plaisez ici, Marion ?

Puis deux jours plus tard :

— Êtes-vous heureuse en ménage ?

Et pour finir :

— Quand puis-je vous emmener déjeuner ? Vous ne pouvez pas me refuser cela.

Brusquement, je comprenais pourquoi il avait accepté sans difficulté mes conditions d'emploi, désorganisant le roulement infirmier. Je reboutonnais ma blouse jusqu'au col. Je n'approuvais pas cette façon d'agir de l'employeur, mais je feignais d'ignorer les protestations de ma collègue, trop contente de pouvoir récupérer ma gamine, en nourrice chez ma mère, vers 15 heures.

En dépit de ces débuts pénibles et éprouvants, je finis par m'entendre avec Maryline avec qui j'ai gardé d'excellentes relations. Auvergnate, elle me fera goûter les conserves de cèpes ramassés par son père et les confits de canard mijotés sous l'œil expert de sa mère. Un été, en sa compagnie, je découvrirais son merveilleux pays.

La clinique[1] où je suis engagée est un établissement privé d'environ soixante lits situé dans la proche banlieue parisienne. Les patients se répartissent pour

1. A la fin des années 60, ces petites cliniques fleurissent en France. Elles auront leurs heures de gloire jusqu'en 1980, puis seront convoitées par des grands groupes d'investisseurs, rachetées et intégrées dans des chaînes pour être gérées comme les plus performantes des entreprises de services, les hôtels par exemple. Cette adaptation du système de santé est un défi que lancent les conglomérats médicaux (puissantes organisations de santé) pour les années 90. L'enjeu financier est considérable.

une quinzaine en maternité, le reste en chirurgie générale.

Dans les années 70, ces établissements sont rentables au-delà de toute espérance. On fait tourner la boutique avec un minimum de personnel soignant peu ou pas qualifié. Quand il y a plus de dix infirmières sur vingt-quatre heures pour trente malades à l'hôpital, il n'y en a guère que cinq ou six pour quarante-cinq malades en clinique. L'unique surveillante, accaparée par des tâches de gestion (commandes de matériel médical, de médicaments, d'hôtellerie, d'alimentation, tenue du planning des hospitalisés et du personnel, organisation des consultations...), n'est pratiquement pas présente dans les services de soins. Les agents sont livrés à eux-mêmes, pour le meilleur et pour le pire. Les chirurgiens, payés à l'acte, opèrent et s'en vont sans trop se préoccuper des problèmes d'intendance. Le directeur, souvent un financier, n'entend rien aux soins et fait marcher son entreprise au plus juste. Mes collègues, plus anciennes dans le métier, sont débordées et ne peuvent m'accorder de temps pour me venir en aide. C'est auprès de l'anesthésiste que j'apprends à me débrouiller. Un matin, je lui demande :

— Avez-vous une canule stérile au bloc ? Dans le service il n'y en a pas et j'ai une injection vaginale à faire.

— Ne te casse pas la tête, Marion, on ne met pas que des choses stériles à cet endroit.

Je rougis jusqu'aux oreilles. Il ricane bêtement de l'effet produit.

— Bonjour, monsieur Gillet. Je viens faire votre pansement.

Je déballe sa main, semblable à une momie entourée de bandelettes. J'enlève une à une les compresses à l'aide d'une pince, jusqu'aux dernières, brunies et raidies par le sang. Je les humidifie pour qu'elles se décollent plus aisément. Apparaît enfin une grande balafre qui traverse la paume de sa main gauche.

— Vous vous êtes drôlement amoché !

Ma réflexion l'embarrasse. Je n'insiste pas.

Une trentaine d'années, les cheveux clairsemés, la barbe de plusieurs jours, M. Gillet, vêtu d'un jogging gris clair en guise de pyjama, penche la tête l'air effaré sur ses doigts qu'il ne peut mobiliser. Assis sur une fesse, au bord de son lit, il contracte ses jambes enlacées l'une à l'autre à chaque passage de ma pince pour mieux se prémunir contre la douleur.

— Croyez-vous que je vais pouvoir... Aïe !... me resservir de ma main normalement ?

— Vous êtes gaucher ?

— Si je ne peux plus jouer du piano, je suis foutu. Oh ! là ! là ! c'est sensible.

— Vous êtes pianiste ?

Je reprends le nettoyage autour de la suture, lentement avec la plus grande douceur.

— Ouille ! J'enseigne dans un conservatoire municipal pour gagner ma vie, mal d'ailleurs. En fait, j'écris de la musique.

— Vous aurez des séances de rééducation dès que votre tendon sera cicatrisé et vous récupérerez progressivement.

— Vous croyez !

Je pose une compresse stérile sur la lésion et lui bande la main pour l'immobiliser.

— Qu'est-ce que vous composez ?

— De la musique contemporaine.

La discussion se poursuit pendant que je range mes affaires.

— Je joue du piano.

— Depuis longtemps ?

— Assez, comme beaucoup, je suis allée au conservatoire ; j'ai détesté les classiques favoris et abandonné au bout de cinq ans. Aujourd'hui je m'y remets avec plaisir, parce que je joue ce qui me plaît. Depuis trois jours, je déchiffre un morceau de Scott Joplin, « The Entertainer ». J'adore le jazz, c'est très relaxant.

— Et on peut l'interpréter comme on le sent, avec un rythme syncopé ou pas, tout est permis.

— Pour votre main, ne vous inquiétez pas, ça va s'arranger.

J'entends le claquement de sabots venir à ma rencontre. Jeanine me signale que le lit de M. Dupuis est refait.

Je pousse mon chariot à pansements dans la chambre voisine.

— Je viens vous enlever les fils.

Cinquante-deux ans le mois prochain, grassouillet, M. Dupuis est horloger. Il fabrique des chronomètres. Le premier qu'il m'a offert me sert à prendre le pouls des malades. Régulièrement, il m'en glisse un dans la poche de ma blouse.

— Un chrono me suffit, monsieur Dupuis, c'est déjà un beau cadeau.

— Ça m' fait plaisir d' vous les offrir, prenez-les.

Je les distribue à mon entourage qui pense que j'ai hérité d'un fonds d'horlogerie.

Cela fait quinze jours qu'il a été opéré de l'estomac. Comme il est obèse, nous avons attendu le plus longtemps possible pour l'ablation des fils. A la visite, hier, le chirurgien a donné le feu vert.

— ... Et s'il n'y a pas de problème, on peut envisager sa sortie pour demain.

Allongé sur le dos, il m'attend pour les soins, me laisse le champ libre. La veste de pyjama, en coton beige à rayures, largement ouverte laisse apparaître un poitrail velu traversé par une rangée de compresses immaculées. Le pantalon ample et flottant, repoussé au ras du sexe, découvre un ventre bedonnant.

Parfumé à l'eau de Cologne Roger-Gallet, il s'est fait tout beau, tout propre pour le pansement. Ça change de ceux qui sentent la transpiration et qui se présentent sales pour les soins. Pas gênés pour autant, puisqu'on doit être à leur service.

J'enlève les sparadraps accrochés aux poils qui ont déjà repoussé autour de la cicatrice. Une vraie séance d'épilation.

— Je suis désolée.

Trop content que je m'occupe de lui, il prend tout cela à la rigolade.

— Mon p'tit, vous m'avez pas fait mal pour les agrafes, alors pour les fils, j'ai aucune crainte.

Je passe un antiseptique sur la peau, et armée d'une pince et d'une paire de ciseaux, je pars à l'attaque. Dans cet amas graisseux, j'ai du mal à trouver la boucle que je dois sectionner pour enlever la totalité du fil. Il ne s'agit pas d'en laisser un bout sous la peau qui aurait toutes les chances de s'infecter et de provoquer un abcès.

— Ça y est, je la tiens !

La boucle est complètement prise dans la chair. Je donne un coup de ciseaux et tire le long fil de nylon vert. Tout vient. La cicatrice bombée s'aplatit aussitôt. J'en enlève un sur deux pour éviter une traction trop brusque. Les berges de la peau restent bien collées. Mais, à peine, ai-je fait sauté le dernier fil que la cicatrice s'ouvre sur deux centimètres, puis au rythme de la respiration sur cinq, huit, dix... comme une fermeture à glissière. Les intestins se font la paire.

Je suis prise de panique. Je colle un pansement stérile sur le ventre que je maintiens avec force. J'appelle à l'aide. Personne. Je demande à M. Dupuis de me relayer pour tenir le pansement.

— Je vais prévenir le chirurgien, il est en salle d'opération.

Ne comprenant pas ce qui se passe, le malade me rassure :

— Vous inquiétez pas, je me sens bien, j'ai pas mal, on va me recoudre et puis voilà !

Il a les tripes à l'air, et je ne devrais pas m'affoler ! Je cours téléphoner.

— Le bloc ? Dites à l'anesthésiste que M. Dupuis s'éviscère.

— Comment ? me répond quelqu'un qui n'a rien compris.

— Passez-moi l'anesthésiste, c'est urgent.

L'attente est insupportable. Une voix exaspérée retentit enfin.

— Allô !...

— C'est Marion, M. Dupuis fait une éviscération à la suite de l'ablation de ses fils. Venez vite.

Le ton change :

— J'arrive tout de suite.

Honteuse de mon affolement et terrorisée à la vue de ses boyaux à l'air, je n'ose plus aller auprès de lui et tourne en rond dans le poste infirmier en attendant du secours. Je tends l'oreille. Enfin un pas accéléré martèle le sol. Je précède l'anesthésiste qui roule des mécaniques et sourit à mes explications qui n'ont pas l'air de l'émouvoir. Il doit penser : « Encore une qui se panique pour rien. Eh bien, on n'est pas fauché avec ça ! »

Debout à côté du malade, l'anesthésiste soulève le pansement sur lequel se cramponne le propriétaire. Devant l'ampleur des dégâts, le visage sillonné de rides du médecin devient blanc comme un linge. Il ne s'attendait tout de même pas à cela.

— Marion, appelle vite le brancardier. Fais descendre immédiatement le malade au bloc.

Pour cacher mon angoisse, je blague avec M. Dupuis, pas effarouché pour deux sous.

— C'est pour rester encore quelques jours de plus avec nous, hein !

Pas le temps de récupérer de cette émotion, mon travail terminé, je file prendre mon enfant en nourrice chez ma mère. Après l'enfer, le paradis. Vautrée sur le canapé en jean du séjour, épuisée par une longue journée de travail, je caresse le petit ventre bien rond et tout lisse de ma fille, en pensant à tout ce que j'ai pu oublier durant ces huit heures. Elle me sourit. Ma mère est infirmière, je le suis, et toi, la puce, le seras-tu plus tard ?

La sonnerie du réveil déchire le silence du petit matin. Il est 5 heures. Paris s'éveille… et Marion aussi. Pas un bruit. J'ai froid à l'idée de me lever. Que c'est dur après seulement quatre heures trente de sommeil. D'habitude je me couche vers 22 heures. Hier soir nous sommes allés manger un couscous chez nos voisins. La cité où nous demeurons abrite essentiellement des pieds-noirs. C'est Bab-el-Oued. On s'interpelle d'un étage à l'autre, on vit sur le palier et on se réunit à la moindre occasion. L'énorme télévision, en marche à longueur de journée, trône au centre de la salle de séjour. Aux murs, tapissés de papier peint à grosses fleurs vertes et roses, des paysages maghrébins. Le sol en lino à carreaux noirs et blancs est recouvert de tapis marchandés dans les souks d'Alger. En face d'une table mastoc nappée de dentelle, un canapé à trois places en velours jaune d'or, style Galeries-Barbès, se reflète dans une vitrine où s'entasse de la verrerie chargée de fioritures dorées.

Nous finissons ce repas bourratif, en compagnie de « Marcel Lupin » comme dit notre hôte. Suit une émission sur les problèmes de l'avortement, le débat est houleux. Je suis quotidiennement confrontée à la misère de ces femmes désespérées. Révoltée, je prends mon entourage à partie : Encore une fois ce sont les hommes politiques, hypocrites et puritains, qui règlent cette question. Les femmes n'ont-elles pas leur mot à dire ? La polémique, trop sérieuse, s'avère incompatible avec la dégustation de pâtisseries au miel et aux amandes. Le maître de maison change de chaîne.

Ce couple de juifs pieds-noirs, de dix ans nos aînés, nous a pris en affection. Nous sommes de toutes leurs fêtes. Elle, femme au foyer, aux rondeurs et à la nonchalance tout orientales : son asthme et son fils occupent le plus clair de son temps.

Quand elle souffre de crises, je suis son infirmière à domicile.

6 heures. Je finis de préparer les vêtements de la petite. Barth l'habillera à son lever et la conduira chez ma mère avant de prendre le chemin du CES. J'avale un bol de café, debout, entre la cuisine et la salle de bains et me précipite dans ma vieille 2 CV grise. Pourvu qu'elle démarre du premier coup. Sinon je serai obligée de remonter réveiller Barth pour qu'il me donne un coup de main. Un matin, il prendra un retour de manivelle en pleine figure. Et hop ! un œil au beurre noir qui provoquera les plaisanteries de ses chers collègues : « Tu devrais faire appel à " SOS hommes battus ! " »

Tous les matins, ce sont les mêmes qui partent tôt au boulot, dans le froid, la nuit. Et les mêmes qui dorment encore. Je me gare dans la cour déserte de la clinique. Dans trois heures, la Mercedes du patron et les grosses cylindrées des médecins l'embouteilleront. Je pousse la porte du vestiaire, trou noir où sont alignées cinq armoires en fer. L'espace est tellement exigu que l'on ne peut se déshabiller plus de deux à la fois.

Françoise, l'infirmière de veille, m'attend avec impatience pour la transmission. Les yeux injectés de sang par la fatigue, elle débite les événements de la nuit tout en se déshabillant :

— ... La 14 est entrée à trois heures du mat pour des douleurs dans le bas-ventre. Elle est enceinte et a voulu se faire passer le gosse. Le gynéco est prévenu, il doit passer ce matin...

La blouse tombe. Elle parle du malade suivant en soutien-gorge de coton blanc uni, dernier cri du supermarché du coin.

— ... Le 18 (M. Gillet) ne s'est pas réouvert, mais il est anxieux et a mal dormi...

Elle enfile son jean. Le manteau à peine sur le dos, déjà dans le couloir, elle me crie :

— Pour les autres, RAS.

Pas le temps de s'appesantir. J'arrive à 7 heures, Françoise finit à la même heure. Elle doit rentrer vite chez elle préparer ses gamins qu'elle conduira à l'école. Si dans les hôpitaux une demi-heure est prévue pour les transmissions, dans le privé, il n'en est pas de même. Un chevauchement coûte cher en personnel, et il n'y a pas de petites économies.

7 h 10, je fais le tour des chambres. Une odeur de renfermé me soulève le cœur. Je relève les thermomètres que l'infirmière de nuit a distribués avant de partir pour me faire gagner du temps. Toutes les températures doivent être prises à 8 heures, pour le passage de l'anesthésiste. Tant pis pour les malades qui ont eu du mal à s'endormir, ou ceux qui ont été réveillés par un patient qui a crié toute la nuit. Pour me consoler de ma panique de la veille, M. Dupuis glisse encore un chronomètre dans la poche de ma blouse. « Vous l'avez bien mérité ç'ui-là après c' que j' vous ai fait hier. » Je

trouve son geste touchant, mais je ne sais plus quoi faire de ces instruments.

C'est au tour des bocaux à urine qui dégagent une odeur âcre. Je note les quantités recueillies sur vingt-quatre heures. J'ai la nausée. Chambre 7, à la puanteur d'urine se mêlent des relents d'excréments. Mme Duchemin, cette vieille femme qui vit à la maison de retraite d'à côté, hospitalisée pour une constipation tenace, s'est enfin soulagée. Tant mieux pour elle. Depuis huit jours, elle était sujette à de nombreuses manœuvres, sans résultat. Mais il faut que ça tombe à l'heure du petit déjeuner.

Jeanine, la tête surmontée d'une sorte de chignon bouclé, tous bijoux dehors, pousse sa table roulante marron à trois étages, qu'un coup de peinture aurait fait paraître plus propre. A mon étonnement, elle répond : « Hier, j'étais de communion. » Elle laisse flotter derrière elle l'arôme du café du matin. « Tu viens m'aider à changer Mme Duchemin, elle est dedans jusqu'au cou. » L'aide soignante à l'allure de reine mère abandonne le service des déjeuners quelques instants, pour une tâche moins noble. En matière d'hygiène, ce n'est pas ce qu'il y a de mieux, mais on fait avec les moyens du bord.

La distribution reprend. Les roues du chariot ont la sale manie de se bloquer une fois sur deux provoquant un véritable carambolage des brocs de café, de lait et de thé qui se répandent sur le sucre, le pain et les couverts. Je tends à Jeanine un bol Duralex digne de la vaisselle de cantine, opaque à force d'avoir été frotté. Posé sur un plateau gras, il a manqué de m'échapper. Jeanine déplace sa cantine de chambre en chambre. Les hospitalisés guettent le bruit. Ils l'attendent avec impatience. Le petit déjeuner est pour eux le meilleur moment de la journée. Et pourtant le café tient de la lavasse. Je n'ai jamais compris pourquoi aucun effort n'était consenti pour donner du bon café aux malades. Peut-être aurait-il fallu que le directeur, ou l'un de ses proches, soit dans un lit pour que soit octroyée à tous une boisson de meilleure qualité.

Arrivée à la chambre 14, Jeanine se tourne vers moi.

— Encore une qui s'est fait tringler.

— Écoute, ça peut arriver à tout le monde.

— J' suis pas d'accord, on peut prendre ses précautions.

— Mais toi, t'es parfaite.

— Je trouve dégueulasses ces femmes qui se font avorter, quand d'autres n'arrivent pas à avoir de gosses.

— Ce n'est pas une raison pour les rendre responsables.

— Peut-être, mais je peux pas sacquer ça.

— Chacun est libre de donner ou non la vie, tu crois pas ? Nous n'avons pas le droit de juger.

J'entre dans la chambre que Jeanine a volontairement oubliée. Une jeune femme, terrée au fond de son lit, culpabilisée jusqu'à la moelle, complètement refermée sur elle-même, fuit mon regard. Pâle, les cheveux collés au front, elle a l'air de souffrir. Je m'approche d'elle.

— On vous laisse à jeun jusqu'à la visite du gynécologue. Avez-vous besoin de quelque chose ?

Elle me répond d'un signe négatif de la tête. Je referme la porte et rejoins Jeanine. Les derniers servis vont boire tiède. Pour éviter que ce soient toujours les mêmes, chaque matin on alterne le début du service d'étage en étage.

7 h 50, la température, le pouls, la tension artérielle et la diurèse sont notés sur la feuille de surveillance de chaque malade. Rien ne traîne dans les chambres, tout est rangé dans un classeur. Cela évite les questions embarrassantes. A l'hôpital, à l'inverse, la feuille est accrochée au lit du patient.

La tournée des malades terminée, c'est au tour des infirmières et des aides soignantes. Installées dans le poste de soins du deuxième, désaffecté faute de personnel, nous prenons notre petit déjeuner autour d'une minuscule table encombrée. Il complète pour certaines l'en-cas matinal pris quatre heures auparavant. On finit les restes. Dolorès, la deuxième aide soignante, débarque ce matin pour la première fois. Elle parle avec un fort accent espagnol. Elle n'est en France que depuis deux mois.

— Yé zuis au zerviz dé patroné. Yé fait lé ménaze é ze zers quan rézepzioné...

Devant le manque de personnel soignant, le patron a mobilisé ses employées de maison. La veille, Dolorès servait un repas pour vingt-cinq convives dans le superbe appartement du P-DG. Elle n'est pas plus fraîche que moi qui ai veillé jusqu'à point d'heure. Elle répond aux questions des unes et des autres sur la vie privée du directeur.

— Où habite-t-il ? interroge Jeanine.

— Dans lé séziémé.

— Il a un grand logement ? s'enquiert l'infirmière qui est en tandem avec moi.

— Deux cent cinquante mètres carrés.

Elle est bien placée pour le savoir, c'est elle qui passe « l'aspérador ».

— Ici, fait remarquer Jeanine, si la patronne est là, elle passe un doigt sur le téléphone, le haut des portes, comme si on n'avait que du ménage à faire et pas de malades à s'occuper.

— Je ne le fais pas tous les jours chez moi, c'est pas pour le faire ici. Si j'ai un moment de libre, j'en profite pour discuter avec les patients.

— C'est très mal vu dans cette boîte, intervient ma collègue. Je me suis attirée des remarques à plusieurs reprises parce que « je perdais mon temps à parler aux malades ».

Une petite brune affublée de lunettes, de grandes auréoles sous les bras, le visage perlé de gouttes de transpiration, et une grande maigre, le menton en galoche, les cheveux gras, en queue de cheval, nous rejoignent.

Ce sont les deux femmes de ménage de chirurgie.

— Vous savez pas la meilleure ! s'exclame la grande perche, la femme de chambre de la maternité se trimballe en Mercedes, et même que ça a énervé le patron qu'elle ait une bagnole aussi grosse que la sienne, il paraît qu'il lui a dit de chercher du boulot ailleurs.

— Il faudrait qu'on loue, chacune notre tour, une Porsche ou une Jaguar pour voir sa tête, suggère Jeanine.

La discussion revient sur notre nouvelle collègue.

— Dolorès, pourquoi as-tu débarqué en France, demande l'une d'entre nous ?

Elle raconte comment le patron fait venir à Paris de jeunes Espagnoles qui sont placées comme personnel de maison dans les beaux quartiers ; pour elles, c'est une aubaine, dans leur pays elles ne trouvent pas de travail. Elles constituent une main-d'œuvre bon marché et non revendicative. Pas comme moi.

Depuis quatre mois je harcèle le patron pour qu'il nous verse la prime Veil — 250 francs par mois —, que doivent percevoir toutes les infirmières. La clinique est trop petite pour qu'il y ait un délégué du personnel. Comme je réclame mon dû, un matin de novembre, le directeur me convoque dans son bureau. Pièce moquettée de gris, murs blancs ; quelques huiles de maître de couleurs vives et chatoyantes ; la lumière du jour, filtrée par un rideau à lamelles, procure une douce intimité propice aux affaires... de toutes natures. Il m'invite à m'asseoir sur un confortable canapé de cuir fauve. Je m'enfonce à cinquante centimètres au-dessous du plateau de la table. Perché sur son fauteuil, la tête reposant sur le dossier du siège, le patron se balance d'avant en arrière, un Schimmelpenninck entre l'index et le majeur.

— Alors, que voulez-vous ?

— Que vous appliquiez les textes de loi en vigueur.

— Je vous paye assez comme ça.

— C'est votre point de vue, pas celui des infirmières.

— Vous êtes la seule à réclamer.

— Les autres n'osent pas, mais elles pensent tout bas ce que je vous dis en face.

— Écoutez, Marion, je connais la qualité de votre travail... Entre personnes raisonnables, on peut toujours s'entendre... Je veux bien vous proposer 300 francs de plus par mois, à une condition : vous n'en parlez à personne.

Il tire sur son cigare, souffle un nuage de fumée, me fixe d'un œil lubrique. « Mais de grâce, cessez vos revendications. » Révoltée à la seule idée qu'il ait pu songer à acheter sa tranquillité et mon silence, je décline l'offre et alerte l'inspection du travail. Un mois plus tard, il sera contraint de verser à toutes les infirmières l'intégralité de la prime avec effet rétroactif de six mois. Mes collègues ne m'en auront aucune reconnaissance. « T'es con de pas jouer perso, me dit un copain, qu'est-ce que t'en as à foutre des autres ? Dans ce monde c'est chacun pour soi. »

8 heures, la visite du médecin. Malgré sa calvitie, il ne doute pas de son effet sur la gent féminine. Seul mâle parmi ces jeunes femelles, il est aux anges. Même s'il a été dérangé en pleine nuit pour une césarienne, le matin il a une pêche terrible pour courtiser la jeune classe. Le tour des malades de l'étage terminé, il faut monter au chevet de ceux du deuxième.

Là commence la corrida. Dès que l'ascenseur se met en branle dans un bruit de ferraille peu engageant, le médecin, le dos collé à la paroi de la cabine, accroche avec détermination le regard de l'infirmière qui l'accompagne. Elle, tassée au fond de la cage, maudit ce monte-charge amélioré qui met un temps fou pour s'élever. Notre coureur de jupons se croyant irrésistible se précipite pour saisir sa proie par le cou, l'embrasse et lui pelote les seins. Une bagarre acharnée s'engage. Une main vengeresse repousse le visage de l'agresseur qui ne capitule pas. Vlan, un coup de pied dans les tibias. Le « tombeur » ne perd pas courage et l'engin n'en finit pas d'arriver au terme de sa course. Enfin l'arrêt complet. Le médecin, très digne, réajuste son nœud papillon, l'infirmière rouge de colère, le suit à deux mètres derrière.

C'est fou ce que les diplômes donnent de l'assurance à un homme, même lorsque le rapport est de vingt à cinquante — années bien sûr —, précisément s'il est petit, chauve et ventru. « A croire que son cœur est en réclame », conclut une amie à qui je conte l'histoire.

La 14 sonne. La jeune femme qui s'est fait avorter a des contractions. Je l'installe sur le bassin. « Appelez-moi si vous expulsez. » Elle a 40° et claque des dents. Les antibiotiques n'agissent pas encore. Elle sait qu'elle peut mourir d'une septicémie. Elle a quatre gosses, vingt-huit ans et un mari, tourneur dans une entreprise de mécanique. Pas question, dans ces conditions, de garder encore celui-là. Elle a versé 2 000 francs, l'équivalent d'un mois de salaire, pour un acte qui n'a pas été correctement effectué. Elle souffre en silence.

9 heures, après mes onze injections administrées dans les fesses ou dans les veines, je fais la tournée des pansements. M. Gillet, l'homme à la main blessé, me questionne toujours avec inquiétude :

— Vous croyez que je vais récupérer totalement la mobilité de mes doigts ?

— Bien sûr, avec de la patience.

Je lui remonte le moral, il sera toujours temps pour lui de voir s'il peut rejouer ou non du piano comme avant.

— Tout ça à cause d'un abruti à qui ma gueule ne revenait pas.

— Vous vous êtes battus ?

— Ce con a pris un tesson de bouteille. Il voulait me marquer au visage. J'ai mis la main pour me protéger, et voilà le travail. Vous savez, quand je compose, c'est généralement tard dans la nuit. Il me faut le silence absolu, sinon l'inspiration ne vient pas. Au petit matin, après quatre ou cinq heures de boulot, quand tout le monde dort encore chez moi, je descends prendre une bière dans le troquet d'en face. La dernière fois, un type tenait des propos racistes. Je n'ai pas pu m'empêcher de le remettre à sa place.

— Je vous comprends. Je ne supporte pas la bêtise, et si on ne remet pas ces minables en place, ils se croient tout permis... Votre plaie est propre, ça cicatrise bien.

— Et le jazz, ça marche ? reprend-il.

— C'est super, mais quel travail !

— Une heure par jour, c'est un minimum si vous voulez progresser.

— J'aimerais rejouer du classique, que me conseillez-vous ?

— Béla Bartók. Vous connaissez les danses populaires roumaines ? Je peux même vous retrouver la partition.

Je quitte le musicien pour l'horloger. « Alors, monsieur Dupuis, quelle frayeur me préparez-vous ce matin ? » Je déboutonne sa veste de pyjama et inspecte les compresses. Elles ne sont pas tachées de sang.

— Je ne touche pas à votre pansement aujourd'hui.

— Depuis qu'ils m'ont recousu, ça me tire. C'est normal ?

— Votre peau est sensible après l'incident d'avant-hier ; dans deux ou trois jours, vous ne sentirez plus rien.

L'aide soignante vient me chercher. « La 14 a expulsé. Elle saigne. Tu peux venir ? » Le stéthoscope autour du cou, l'appareil à tension à la main, je file dans sa chambre. Sortie de son état de prostration, la jeune femme s'agite dans tous les sens. Elle est sûrement paniquée par l'hémorragie. Couverte de sueur, son pouls est rapide, sa tension baisse. Je lui enlève le bassin. Dans une mare de sang flotte une petite chose informe qui ressemble à un fœtus. Pendant que je m'affaire dans le cabinet de toilette, j'entends une petite voix :

— S'il vous plaît... c'est une fille ou un garçon ?

A cette question, je reste sans voix. Je crois rêver. Je ne prends pas sa demande au sérieux. Elle insiste, se met en colère.

— Répondez-moi !

Je fais mine d'examiner de près l'avorton et lui déclare au hasard :

— C'est une fille.

Du coup, elle s'apaise.

— J'en ai déjà quatre. Si ç'avait été un garçon, je m'en serais voulue toute ma vie.

Je lui reprends sa tension. Elle ne cesse de baisser. Je préviens le gynécologue. Le curetage est prévu avant la fin de la matinée. Je laisse une femme soulagée qui me sourit.

Je pousse mon chariot à pansements de chambre en chambre. J'enlève trois fils à une appendicectomie, huit agrafes à une hernie, je nettoie autour d'un drain d'une gastrectomie, remplace une compresse souillée... Sur la vingtaine de malades que j'ai en charge chaque jour, j'effectue plus d'une douzaine de pansements du plus simple au plus compliqué.

11 heures, les premiers opérés du matin remontent déjà dans leur lit. Je termine rapidement mes pansements pour me consacrer à leur surveillance. Le réveil[1] après une intervention est un moment délicat, l'instant crucial où l'on risque de vomir dans ses bronches, donc de mourir étouffé.

11 h 30. Je m'applique à la préparation des perfusions, pour ne pas me tromper dans les doses de médicaments. Sylvie, une petite rousse, arrive furieuse. Les deux seins pointent sous sa blouse de piqué blanc, cintrée et mini.

— Je viens de me faire engueuler par une bonne femme, parce que son mec a de la tension.

— ...

— Elle m'a dit qu'avec ma tenue, c'était pas étonnant que son mari soit dans tous ses états. Évidemment, c'est pas son cul qui le fait rêver. J'en ai marre de me faire insulter.

— ...

— Zut, c'est pas de ma faute si le patron nous oblige à porter des blouses sexy.

— Qui nous coûtent cher et que l'on doit entretenir.

1. Théoriquement aujourd'hui, après une opération le patient doit séjourner dans la salle de réveil à l'intérieur du bloc opératoire où veillent sur lui pendant plusieurs heures des médecins et des infirmières anesthésistes. Il ne sera convoyé dans sa chambre que parfaitement conscient.

Il y a dix ans, dans la plupart des cliniques, les patients fraîchement opérés stationnaient dans les couloirs du bloc opératoire, couchés sur des brancards avec pour toute surveillance les coups d'œil répétés du personnel qui vaquait à ses occupations. A l'heure actuelle, si la plupart des hôpitaux publics disposent d'une salle de réveil, bien des cliniques privées en sont restées là.

— C'est sûr que dans les hôpitaux, les filles sont fagotées comme des sacs. Elles n'ont pas ce genre de problèmes.

Je l'observe à la dérobée. Sylvie est superbe.

— Laisse tomber. De toute façon, pour ces gens on est des bonnes sœurs ou des putes. Il suffit de voir les titres des films porno et les familiarités que se permettent certains malades.

— Pourtant, plus c'est court, plus ça plaît à la clientèle, renchérit Sylvie écumant de rage.

— Et au patron, mais que veux-tu, pas aux femmes jalouses.

Dans un autre style, j'agrémente ma tenue — d'une longueur décente — par le port de collants opaques chaque jour de couleur différente. Une note de gaieté dans cet univers triste et aseptisé.

Je finis de préparer les six goutte-à-goutte que je dois remplacer avant de faire le dernier pansement de la matinée, celui de Mme Legrand qui souffre d'un cancer colique et vit, à trente-huit ans, ses derniers moments. Je me dirige vers une chambre individuelle, considérée comme luxueuse pour l'époque comparée aux salles communes des hôpitaux. Elle dispose d'un lavabo, de toilettes et d'une télévision en noir et blanc avec une tirelire qui avale tous les trois quarts d'heure une pièce de 1 franc. Le téléphone est en option. Je peux à peine faire pénétrer mon chariot à pansements. Inutile de songer à le manœuvrer. Aujourd'hui les nouvelles normes de construction hospitalière mettraient cette chambre en dernière catégorie.

J'ouvre la porte de Mme Legrand, avec précaution. Fatiguée, les traits tirés, pâle, les yeux d'un bleu délavé, elle ne semble plus vouloir vivre. En quelques mois, sa maladie s'est généralisée, libérant une puanteur de viande faisandée. Les chirurgiens hésitent à entrer dans la pièce, laissant le champ libre aux aides soignantes et aux infirmières. La toilette et la réfection du lit effectuées, à moi de jouer. Confrontée à un écoulement purulent du vagin et de l'anus qu'aucun traitement ne jugule, je me borne à un pansement de confort après un soigneux nettoyage et une désinfection rigoureuse. Mme Legrand regarde dans le vide. Elle se laisse complètement aller, ne participe plus aux soins. Muette, elle geint seulement lorsque je la touche.

— Vous avez mal ?

— ...

— Je peux demander au chirurgien qu'il vous prescrive un calmant.

— Je ne le vois plus, murmure-t-elle épuisée.

— Il a dû passer lorsque vous dormiez.

Elle tourne la tête sur son oreiller, en direction de la fenêtre. Elle pense que je lui mens, elle fuit mon regard. Je la quitte la gorge nouée, un sentiment d'impuissance et de culpabilité me fait honte, le rôle que je joue avec peine me révolte. J'aimerais avoir du temps pour parler avec elle mais il est bientôt midi et je dois encore laver les instruments et les seringues, sinon mes collègues de l'après-midi n'auront aucun matériel stérile pour travailler. Jeanine me donne un coup de main. Elle essuie minutieusement l'intérieur des seringues qui, mouillées, risqueraient de claquer à la forte température de l'appareil à stérilisation.

La cuisine appelle. Le chariot des repas est prêt. Jeanine pose son torchon et descend au sous-sol chercher l'armoire chauffante. Alors qu'elle contrôle les plateaux des malades, les sans sel, les diabétiques, les purée/compote, les semi-liquides…, je vais préparer les opérés de demain, le coupe-chou à la main. M. Brun est entré pour le traitement d'une hernie inguinale gauche. Je dois le raser, du nombril à mi-cuisse.

— Monsieur Brun, je viens vous raser.

— Je l'ai fait ce matin.

— Pas la barbe, le pubis, pour l'opération de demain.

— …

— Après vous prendrez une douche, car vous aurez des poils partout.

— J'en ai pris une, il y a trois jours, je ne suis pas sale.

— Enlevez le pantalon et le slip.

S'il ne se lave que deux fois par semaine, ce n'est pas un slip mais un calebard. Il s'exécute sans enthousiasme.

M. Brun présente bien, il fait propre sur lui, et n'est pas l'exception qui viendrait démentir la réputation de propreté douteuse que le Français traîne derrière lui. Parfois on n'en croit pas ses yeux… et son nez. L'autre jour, en consultation, j'ai dû refaire le pansement d'un patient qui souffrait du pied droit. Je le trouvais gonflé et voulus le comparer à l'autre. Quelle ne fut pas ma surprise en constatant l'état de crasse du pied gauche. Cet homme jeune, style employé-de-bureau-costume-cravate de la banque du coin, n'avait lavé que le seul pied à soigner.

Allongé sur son lit, l'air gêné, M. Brun, les doigts croisés sous la tête, attend mes investigations. Ce genre de soin n'est pas parmi ceux que je dispense le plus volontiers. Autant dire que si je peux refiler le bébé aux aides soignantes souvent plus âgées, je n'hésite pas.

— Prends ta pipette d'éther, se moque Jeanine. Si le malade se tient pas bien, tu lui files une giclée sur la quéquette et t'es tranquille pour un moment.

— C'est vache, ça doit brûler, je n'oserai jamais le faire.

Et pourtant, parfois cela m'aurait bien aidée. Attraper le sexe d'un homme dans la force de l'âge, pour raser tout autour, ce n'est pas évident lorsqu'on est une femme et que l'on a vingt ans. Sylvie me rejoint.

— Dis donc, M. Legrand est dans le couloir, furibard.

Je m'approche de lui.

— Je veux voir le chirurgien, maintenant. Allez me le chercher, me crie-t-il d'une voix chargée de colère et d'émotions contenues.

— Il va venir faire sa visite.

— Je ne peux pas attendre, j'ai laissé mes trois gosses seuls à la maison.

Je compose le numéro du bloc pour joindre le chirurgien qui a en charge Mme Legrand.

— Il opère encore, il vient dès qu'il a terminé.

Mon interlocuteur est franchement exaspéré. Les muscles de son maxillaire inférieur tremblent sous la peau, déforment sa bouche. Il est à bout et parvient difficilement à contenir sa peine.

— Vous laissez crever ma femme.

Je passe plus d'une heure chaque jour avec elle.

— Nous faisons tout ce qui est possible pour atténuer et soulager ses souffrances.

Un pan de chemise froissé par-dessus le pantalon de velours beige qui n'en peut plus d'être porté, des taches sur sa veste, les chaussures crottées, M. Legrand semble livré à lui-même, abandonné à son triste sort de père célibataire forcé. Planté devant l'entrée du bureau infirmier, je sens son impatience croître. Je me risque :

— Le chirurgien en a peut-être encore pour un petit moment, allez vous asseoir auprès de votre femme et je vous préviendrai lorsqu'il sera là.

Ses yeux noirs donnent l'impression de vouloir quitter leurs orbites. Il laisse exploser une colère froide et assassine !

— Ce n'est pas une balayette qui va me dire ce que je dois faire.

Me laisser insulter ? C'est insupportable. Je sens que je vais perdre mon calme. Allez ma vieille, ce n'est pas le moment de craquer, tu vas te ramasser une gifle. Optant pour un souverain mépris, je tourne les talons et le laisse seul avec sa détresse. Au-delà de l'épreuve de ma mission quotidienne avec des malades face à leur souffrance, à leur mort, il faut encore prendre en charge le désespoir et la misère des proches. De crainte de récolter des bleus, je me réfugie auprès de Sylvie que mon histoire fait réagir :

— Mais qu'est-ce que les gens sont agressifs. L'autre jour, poursuit-elle, y a un malade qui me faisait des réflexions sur la façon dont je changeais son pansement. D'abord, de quoi j' me mêle ? Je lui ai demandé : quel est votre métier ? « Mécanicien auto... » Est-ce que je me permets de juger la façon dont vous réparez les voitures ? Alors, chacun son job, que je lui ai répondu.

En regagnant mon étage, j'aperçois mon agresseur en

sanglots dans les bras du chirurgien dont il remettait la compétence en cause quelques minutes auparavant. Situation pathétique sur laquelle j'ai du mal à m'attendrir, étant moi-même meurtrie. Je fais part de l'incident au chirurgien. Il émet des doutes quant à la façon dont j'ai pu répondre à M. Legrand. Ulcérée par cette attitude défiante, je remets en question mon dévouement aveugle pour les malades et la gent médicale. Il est plus facile de mépriser une infirmière que de dire ses quatre vérités à un chirurgien auréolé du prestige médical. Ras le bol ! Être infirmière, serait-ce se consacrer aux autres sans aucune reconnaissance, pas plus matérielle qu'humaine ? Après le baccalauréat et trois années d'études, on débute — aujourd'hui à 6 900 francs par mois — avec des salaires ridicules, on supporte des contraintes énormes — dimanches, jours fériés, nuits — et en plus il faudrait se laisser marcher sur les pieds ? Il y a une distance que je ne suis pas prête à franchir. Nous payons cher le fait que, pendant des décennies, les infirmières étaient des religieuses ou des vieilles filles dévouées, revêches, acariâtres.

12 h 40. Visite du chirurgien. Il a gardé sa tenue de bloc : sur-chaussures, bavette sous le menton, cheveux encore aplatis par le jersey et la transpiration, casaque flottant au vent, mains talquées. Il entreprend le tour de ses malades. Sur un bout de papier je note les prescriptions que je reporterai plus tard sur le cahier de transmissions. Les médecins les inscrivent théoriquement eux-mêmes sur les dossiers des patients. Il y a encore une dizaine d'années, elles étaient transcrites par les infirmières sous leur dictée. C'était la source de nombreuses erreurs qui, pour certaines d'entre elles,

pouvaient mettre la vie du malade en danger. Le changement n'a pas eu lieu dans tous les services et une infirmière me disait encore récemment : « Lorsque je demande aux médecins de consigner leurs prescriptions, ils me répondent " Si ça continue, on va nous demander de passer le balai. " »

13 h 15, pas le temps de descendre à la salle à manger du personnel. Les opérés reconduits dans leurs lits font l'objet d'une surveillance attentive. Entre deux prises de tension et de pouls, je prépare les huit injections d'anticoagulants que j'administrerai avant 14 heures.

Un coup de sonnette retentit, un opéré vomit. Il est à peine conscient. Je lui mets la tête sur le côté et reste un instant auprès de lui. S'il continue de rendre, je vais être obligée de lui poser une perfusion. Je ne partirai encore pas à l'heure aujourd'hui.

Avec vingt minutes de retard, la transmission est aussi hâtive que ce matin. Je dois récupérer ma fille, pour libérer ma mère qui a besoin de son après-midi. Au volant de ma vieille « deuch » qui a bien voulu démarrer, je repense à Mme Legrand. Que vont devenir ses trois gosses ? Puis j'essaie d'oublier ces heures éreintantes. Ce soir, nous sommes conviés chez un couple de copains qui reviennent du Maroc. Coopérants, ils y sont restés deux années et ont ramené dans leurs bagages tapis, ustensiles en tous genres, et surtout recettes de cuisine. Au menu : mouton aux amandes. La soirée bat son plein. Assise sur un pouf rond en cuir beige décoré aux fers, mal rembourré, je commence à piquer du nez dès 21 heures et à m'exclure peu à peu de la société qui m'entoure. J'ai plus de seize heures dans les pattes et celles passées à la clinique peuvent être multipliées par deux. Je repense à l'esclandre avec M. Legrand, tandis que les invités, pour la plupart des enseignants frais et dispos, refont le monde. Une fois encore je m'éclipserai, la fête débutant à peine. Comme chaque fois mon hôte me dira :

— Tu pars déjà ?

— Je suis crevée, et demain je dois me lever à 5 heures et demie.

— Barth ne t'a pas convaincue d'entrer à l'Éducation nationale ?

— Il n'a pas réussi.

Combien de temps accepterons-nous encore cette marginalité ? « En voilà une question qu'elle est bonne », aurait pu dire Coluche, en constatant la désaffection des jeunes pour cette profession, pas seulement en Europe mais partout dans le monde, même sur le continent américain.

CHAPITRE 4

Les oiseaux de nuit

9 h 30. Détendue, Marion arrive dans le service. « Salut ! Tu vas bien ? », lance-t-elle à la silhouette en blouse blanche qui colle des étiquettes sur des dizaines de tubes à prélèvement. Le médecin responsable de l'unité se plaint :

— J'ai pas encore fini les prises de sang alors que je devrais déjà distribuer les médicaments. Qu'est-ce que ces malades sont difficiles à piquer ! Ha ! J' les retiens.

— Qui ça ? lui demande-t-elle.

— Les internes. Ils prescrivent des examens de sang en veux-tu en voilà, on voit bien qu' ce n'est pas eux qui prélèvent.

Marion lui tape sur les fesses :

— Allez, mon p'tit Pierrot, t'en auras moins demain.

Les dossiers des patients sous le bras, le col de la blouse relevé, Marion commence sa visite et se dirige vers les chambres. Dans la première, le directeur et le chef du personnel se disputent à propos de la réfection d'un lit.

— C'est dégoûtant, déclare le directeur, les

manches de sa chemise retroussées par-dessus celles de la veste de son costume, ma cravate a traîné dans la merde.

— Il fallait la coincer entre deux boutons de chemise, lui explique son collègue avec un sourire malicieux.

— Tu peux faire le mariole, si t'avais embauché suffisamment de personnel, on ne serait pas là, à laver les malades.

— Les toilettes ne sont pas encore terminées, s'indigne Marion. Allons, pressons messieurs, je croyais vous avoir dit que je n'examinais que des malades lavés. Accélérez un peu le mouvement. Je repasse dans un instant. N'oubliez pas de mettre ce patient au fauteuil.

— Je vais encore me payer un tour de reins, gémit le directeur.

Ils tirent chacun sur un bras de M. Leroy pour l'asseoir, avant de le mettre debout.

— Dou-ce-ment ! Bon sang ! Vous me pincez, rouspète-t-il.

— Va lui chercher ses chaussons, commande le directeur.

Le chef du personnel s'exécute.

— Mettons-nous de chaque côté pour l'emmener jusqu'au fauteuil, poursuit-il. Allez pépé, aidez-nous, vous êtes lourd, on s'esquinte le dos.

— Si vous n'êtes pas contents les p'tits, changez de métier. Bureaucrate c'est moins fatigant.

— Zut, je me prends les pieds dans sa sonde vésicale, s'esclaffe le chef du personnel.

— Après la merde sur la cravate, c'est la pisse sur le

pantalon, décidément, c'est pas le bon jour... Il n'y a vraiment pas de quoi rire, sermonne le directeur, on va encore se faire enguirlander par l'infirmière, si elle est obligée de reposer une sonde...

Après des efforts surhumains pour mettre le malade au fauteuil, ils s'attaquent au lit.

— Allez, passe-moi un drap qu'on en finisse.

Planté devant le chariot de linge propre, le chef du personnel hésite :

— Il y en a des grands et des petits, on prend lesquels ?

— Les grands, les autres sont des alèzes. T'es vraiment pas doué !

Marion repasse dans la chambre.

— Alors, monsieur Leroy, vous êtes bien, assis dans le fauteuil, ça change du lit ?

— Oui... Mais quelle équipe, aujourd'hui ! Ce matin, c'était l'autre qui n'arrivait pas à me trouver une veine, à cause de ma graisse et maintenant ces deux compères manquent de me flanquer par terre... Et mon p'tit déjeuner, ça fait plus d'une heure que je l'attends. Jamais ça n'a été aussi mal dans ce service !...

L'arôme du café, préparé par René, l'aide soignant, chatouille les narines de Marion qui émerge de sa somnolence. S'étant assise pour écrire ses transmissions, elle s'est endormie quelques minutes, le stylo à la main. Elle sourit.

— Quel rêve ! Si tu savais...

— Allez, Marion, au boulot, lui crie son collègue, entre les changes des malades et la préparation des tubes pour les prises de sang, on a de quoi s'occuper.

Il est 5 heures, encore deux heures de travail avant la relève.

En 1975, travailler de nuit dans une clinique chirurgicale n'est pas à la portée de tous... enfin. René, ambulancier la journée, prend des gardes de nuit, pour rembourser son pavillon. Quand il débarque dans le service, il annonce la couleur :

— J'ai eu une journée démente, je suis crevé ; demain je dois encore faire de la route, il faut que je me repose.

Ce matin, pas besoin de le secouer comme un prunier pour le réveiller. Je me suis tapé tout le boulot, de 22 heures à 5 heures. De taille moyenne, râblé, la coupe de cheveux en brosse, le treillis de rigueur, René a fait l'Indochine. Lorsqu'il dort sur un brancard, dans un recoin du couloir, parce que toutes les chambres sont occupées, entre deux ronflements, je l'entends hurler : « A plat ventre ! Armez vos flingues ! » Vingt ans après, il raconte avec nostalgie ses mois d'aventures dans ce pays du bout du monde, comment il a tué des hommes, participé à des séances de torture. « Quand j' pense à tous les gars qui y sont restés... pour rien. J'ai les boules. » Les premières nuits, je n'en menais pas large avec cet aide soignant baroudeur.

A vingt-quatre ans, j'avais sous ma responsabilité une tête brûlée, qui aurait pu être mon père. A l'avenir, je me débrouillerais pour ne plus être de garde avec lui.

20 heures. J'ai couché ma fille de quatre ans après lui avoir raconté une histoire pour l'endormir. Elle est grognon, souffrant d'une rhino-pharyngite : « Maman, gémit-elle, reste avec moi, je suis malade, tu soigneras

les autres demain... Maman... » Elle s'agrippe à mon cou, j'ai du mal à partir. Décidant enfin de m'éloigner d'elle, je me culpabilise. Quelle mère indigne, je fais ! Je ne m'habitue pas à l'hébergement en HLM dans quarante mètres carrés. J'ai vécu jusque-là en pavillon de banlieue, je tourne en rond dans cette cage à lapins.

Avec Barth nous faisons le grand saut : l'achat d'un appartement. Sa paye d'instituteur et la mienne ne suffisent pas à nous en sortir, même en se faisant inviter à manger tous les trois jours chez les parents, les amis, et en boulottant des patates le reste de la semaine. Je collectionne les recettes à base de pommes de terre, de la salade en entrée, en passant par celles cuites au four, en robe des champs, en purée, en gratin, bouillies, sautées, frites... pour finir par le gâteau de pommes de terre. En plus de mes quarante heures hebdomadaires, j'effectue deux nuits de dix heures. Dans le privé, l'illégalité n'est pas un problème. Je tiendrai ce régime presque trois ans.

21 heures. Impatiente, l'équipe de jour, déjà habillée, me guette au bout du couloir. Les malades sont les mêmes que ce matin, la transmission est rapide.

— Y a-t-il un interne ce soir ?

— Mitosyl, me répondent-elles en chœur.

Chaque fois qu'il est de garde, il nous demande un tube de Mitosyl, crème à base d'huile de foie de poisson. Pour eux, les nuits sont calmes et ils peuvent les occuper agréablement avec leur petite amie. Certaines fois, il n'y a pas d'interne : trop grande dépense m'avoue un chirurgien qui préfère être dérangé en pleine nuit plutôt que de rémunérer un étudiant.

Richard arrive. Après le départ des collègues de jour,

il range les dossiers des malades, vide le cendrier et apporte les deux fauteuils de camping pliants réservés au personnel de nuit. Plus confortables que les tabourets. Violoniste, Richard joue dans un orchestre de jazz la journée et, puisqu'il était infirmier pendant son service militaire, il a été embauché comme aide soignant. Même s'il passe lui aussi les trois quarts de la garde à roupiller, il est tout le contraire de René. De quelques années mon aîné, grand, blond, les cheveux longs bouclés, il porte ostensiblement l'insigne des non-violents. Même dans sa manière de s'habiller, il a tout du hippie. De sa blouse blanche s'échappe un jean à franges délavé, recouvert d'inscriptions prônant l'amour, la liberté, la paix. D'une extrême sensibilité, il entre difficilement dans les chambres. Certains grands malades le bouleversent et lui donnent la nausée.

Sur le chariot qui nous accompagne dans notre tour, Richard installe le linge, la boîte de somnifères, l'appareil à tension, quelques crachoirs... et le plateau sur lequel j'ai posé les injections.

Au cours de mes trois années de gardes, j'aurais vu passer toutes sortes d'oiseaux de nuit, de sacrés personnages : un médecin chilien torturé par les hommes de Pinochet, réfugié politique ; une coiffeuse, secouriste le week-end dans un poste d'urgence sur l'autoroute ; un journaliste enquêtant sur le travail de nuit des femmes...

23 heures. Les soins sont terminés, les malades bordés. Le silence s'installe, la pénombre hante les couloirs de la clinique. Au ras du sol, les veilleuses dessinent des ombres inquiétantes. Seul endroit rassurant, le poste infirmier du premier étage, PC de nuit éclairé par une lampe de bureau. Richard et moi, nous

nous y réfugions. La cuisinière, qui m'a à la bonne car j'ai longtemps soigné son mari, me met de côté un bon kilo d'oranges. Je raffole de ces fruits. Ils me tiennent éveillée et me désaltèrent.

J'attaque la peau épaisse avec l'ongle du pouce, je décolle l'écorce par morceaux, la plie pour que jaillisse une bruine odoriférante. Ce parfum me rappelle les orangeraies en fleur d'Israël. Que les odeurs d'alcool et d'éther sont loin ! L'agrume épluché, je dépiaute les dernières pelures blanches avant de séparer chaque tranche gonflée de jus sucré. Je prends tout mon temps pour déguster ce fruit savoureux et en propose à Richard. « Non merci ! »

Le nez dans un *Match* abandonné par un patient, il est tellement absorbé par ce qu'il lit, qu'il ne peut faire deux choses à la fois.

Un coup d'œil sur mon pense-bête pour vérifier l'heure du prochain soin, avant de me plonger dans *Voyage au bout de la nuit* aux côtés de Ferdinand Bardamu.

Sonnerie du téléphone. La nuit, le poste infirmier est aussi le standard. Une femme inquiète me demande des nouvelles de son mari opéré d'une hernie, ce matin. Elle l'a quitté il y a à peine trois heures. Je raccroche après l'avoir rassurée. Le silence reprend ses droits. J'ai froid, je me couvre d'une veste en laine. Le tableau d'appel-malades s'allume. C'est au troisième étage. Richard m'accompagne dans le monte-charge qui nous sert d'ascenseur. En sortant de la cabine, je retiens la porte pour la fermer doucement et éviter de réveiller tout l'étage.

C'est un opéré du jour, à qui on a enlevé une partie

de l'estomac. Il souffre. Le prochain antalgique est prévu dans deux heures, je ne peux anticiper la prescription[1] sans l'aval du médecin. Richard m'aide à retaper le lit. Je lui humidifie les lèvres et vide le pistolet plein d'urine.

— Sonnez, si vous ne vous sentez pas bien, lui conseillons-nous en sortant de la chambre. J'appelle l'interne de garde.

Quarante-cinq lits, répartis sur trois étages : pour surveiller les malades, ce n'est pas idéal. Les architectes ne peuvent pas penser à tout. Je reprends mon Céline et me cale dans un fauteuil. Le silence, toujours le silence... même si de temps en temps il est troublé par une toux ou un gémissement.

Richard prend un drap. C'est son heure. Il monte s'allonger dans une chambre vide au deuxième étage. Je reste seule et me donne des forces en avalant une autre orange.

Pour passer le temps, je téléphone à Barth qui n'est pas encore couché ; il prépare son agrégation de lettres modernes, en candidat libre. Sa voix me parvient couverte par de la musique.

— Qu'est-ce que tu écoutes ?

— Bob Dylan... Tu n'as pas trop de travail ?

— Pour l'instant, c'est calme. Et la petite, aucun problème ?

On se quitte en se souhaitant bon courage.

Bientôt minuit. Déjà trois heures d'effectuées. Je

1. Il n'est plus acceptable de nos jours, compte tenu des procès condamnant les infirmières, que certains médecins tentent toujours de faire exécuter des prescriptions sur des protocoles oraux, informels et non écrits.

reprends mon livre sur lequel je pique du nez. Un bruissement. Je sens mon cœur s'accélérer, je tends l'oreille : On dirait quelqu'un qui marche. Le bruit de savates qu'on traîne sur le sol se rapproche. Je n'allume pas le couloir de peur de réveiller les malades qui dorment la porte ouverte. La lampe électrique au poing, je dirige le rond lumineux vers l'importun. Mon cœur s'emballe et je maudis Richard de m'avoir abandonnée. La silhouette s'avance vers moi, grande, massive, encore trop éloignée pour que je distingue qui c'est. Ma lampe de poche tremble de plus en plus et je finis par grommeler :

— Qui est là ?

— M. Simon, le malade du 12.

— Qu'est-ce qui ne va pas ?

— Je n'arrive pas à dormir.

— Vous souffrez ?

— Non, c'est pas ça.

Je sens cet homme de vingt-huit ans embarrassé.

— Voilà, le chirurgien m'a dit qu'il m'avait opéré de l'appendicite, est-ce que c'est vrai ?

— Pourquoi voulez-vous qu'il vous ait caché quelque chose ?

— Vous avez vu ma cicatrice ? Elle a vingt centimètres de long.

— Votre appendice était difficile à enlever, c'est tout.

— J'ai toujours mal, là. (Il me montre avec la main son côté droit.) Ce n'est pas normal, hein ? Vous comprenez, si j'ai un cancer du côlon, je préfère qu'on me le dise tout de suite.

— Une cicatrice, ça tire toujours un peu les premiers

jours, ne vous faites pas tant de soucis. Allez vous recoucher ! Voulez-vous que je demande à l'interne qu'il vous prescrive un cachet[1] pour dormir ?

— Non, mais je veux bien une goutte de café.

— Vous avez de la chance, il est encore chaud.

M. Simon s'assied sur le fauteuil de Richard, croise les jambes et prend tout son temps pour siroter son jus.

— Vous croyez que dans cinq jours, je serai sorti d'ici ?

— Sûrement.

— J'ai une répét... je ne dois pas la manquer.

— Une répétition ?

— Je suis comédien.

Il n'a pas la tête de l'emploi.

— J'ai été engagé dans une troupe qui présente *L'École des femmes.*

— Où ?

— Dans des salles de la banlieue parisienne et en province.

— Si vous jouez dans la région, prévenez-moi, j'irai vous voir.

Peu à peu, le malade ôte le masque de Simon l'angoissé pour passer celui de Chrysalde, le confident. Il déclame du Molière, tout enjoué :

... Voulez-vous qu'en ami je vous ouvre mon cœur ?
Votre dessein pour vous me fait trembler de peur ;
Et de quelque façon que vous tourniez l'affaire,
Prendre femme est à vous un coup bien téméraire...

1. Avec l'expérience, j'apprendrai que le malade a plus besoin d'être écouté et rassuré avec des mots et de l'attention plutôt qu'avec des cachets.

Il prend des intonations et des attitudes un tantinet efféminées qui me font sourire.

... Je devine à peu près quel est votre supplice ;
Mais le sort en cela ne vous est que propice :
Si n'être point cocu vous semble un si grand bien,
Ne vous point marier en est le vrai moyen...

Le claquement de sa tasse vide sur la table met un point final à son récit.

— Très drôle...

— Vous aimez ?

— Beaucoup... Vous arrivez à gagner votre vie dans le théâtre ?

— Il y a des hauts et des bas. En ce moment, je ne me plains pas, mais il ne faut pas qu'à cause de cette opération, je perde mon rôle.

— Qu'est-ce qui vous a décidé à faire ce métier ?

— Le hasard. En 1968, j'étais recherché par la police. J'avais un copain qui travaillait dans un cirque et qui m'a dit : « La meilleure façon de te planquer, c'est de te déguiser en clown. » Je me suis fait embaucher. J'ai appris à jongler, à être écuyer, gymnaste et puis clown. Ça m'a beaucoup aidé pour ma carrière de comédien.

Coup de sonnette.

— Excusez-moi, une urgence.

Alors que je me précipite pour aller ouvrir, M. Simon regagne sa chambre. Deux gardiens de la paix amènent un homme complètement ivre. La main en visière sur la tempe, ils me saluent :

— Bonsoir m'dame ! Il était au bistrot d'en face, il

n' sait plus où il habite, il n'a pas d' papiers sur lui, pouvez-vous l' garder cette nuit en attendant qu'il dessoûle ?

J'ai des lits de libre, je ne peux pas le refuser bien qu'il risque de me mettre le souk dans la clinique. Les flics, bien contents de s'en débarrasser, s'éclipsent sans demander leur reste. Je colle l'ivrogne tout habillé dans un lit. On verra demain.

L'appel-malades s'est à nouveau allumé. Quelqu'un du deuxième. Qu'est-ce que Richard fabrique ? Il doit dormir comme un sonneur, pour ne rien entendre. Munie de ma lampe électrique, je grimpe par les escaliers, afin de ne pas réveiller toute la clinique en prenant l'ascenseur. En outre cela maintient en forme. Je me dirige vers la petite lumière rouge qui brille au-dessus de la porte de la chambre 25. J'entre, inquiète.

Une dame de cinquante ans, opérée d'un kyste du sein il y a deux jours, allongée sur le côté, en chien de fusil, la couverture tirée sous le menton, lève la tête :

— Quelle heure est-il, mademoiselle ?

Ahurie par la question, je mets bien une minute avant de répondre.

— 2 heures moins le quart.

Je la quitte en lui demandant si c'est tout ce qu'elle désire et bougonne en redescendant les escaliers. Pour qui me prend-elle ? C'est insensé ! J'aurais pu être occupée avec un autre malade. Je regagne le poste infirmier, me fais chauffer du café, enfile un pull et m'épluche une orange.

2 heures. Je contrôle que les perfusions sont bien à l'heure. Pendant leur sommeil, les patients tirent parfois sur le tuyau du goutte-à-goutte, ce qui accélère le

débit. Je vérifie la tension des opérés du jour et soulève le drap pour être sûre qu'ils ne saignent pas. J'entre dans les chambres à pas feutrés, toujours avec ma lampe de poche dirigée vers le sol. J'ai horreur de faire le tour des malades lorsqu'ils sont endormis. Il y a tellement peu de différence entre celui qui dort et celui qui est mort. Heureusement, beaucoup ronflent ou respirent fort. Ils me rassurent.

Plusieurs fois, dans le doute, je prends le pouls. C'est souvent au petit matin que les malades s'endorment définitivement. C'est peut-être l'idéal pour eux, mais c'est très désagréable pour les soignants.

Mon tour achevé, je retourne à mon poste. Calée dans le fauteuil, qui ne permet même pas de tenir les jambes à l'horizontal, je me colle un tabouret sous les mollets et m'enveloppe dans une couverture. La nuit, quand on ne dort pas, non seulement on a froid mais on a également mal aux jambes. Les yeux piquent. Je ferme les paupières, ce qui me rend encore plus attentive aux bruits.

Un grincement strident. C'est le gros du 10 ; dès qu'il bouge, il fait grincer le sommier. Puis, plus rien. Le moindre bruit exaspère mon attention. Ce silence profond, absolu, m'inquiète.

Patatras ! Quelque chose est tombé à l'étage. Je me relève brusquement. Mon cœur bat à cent cinquante. Pourvu que ce ne soit pas un malade. C'est bizarre, personne n'appelle. Tu crois que ce boucan aurait réveiller Richard ? Il faut que je monte. Cette fois j'ai trop peur, j'allume le couloir et monte quatre à quatre les escaliers. Au deuxième, rien ne bouge. C'est sûrement au troisième. Je file vers la chambre où j'ai couché mon ivrogne. Un corps inerte gît sur le sol. Il a dû vouloir aller aux toilettes, il est tombé en se mettant debout. Je ne vais pas pouvoir le relever seule. Tant pis, je descends sortir Richard de sa léthargie. Je l'appelle, il ne répond pas ; je le secoue.

— Qu'est-ce qui s' passe ?

— Viens ! Il faut relever un malade.

Il finit par se mettre debout, les yeux gonflés de sommeil, enfile ses baskets sans attacher les lacets et me suit. Il ne cesse de bâiller. Arrivé devant le poivrot, il m'interroge :

— Qui c'est c'lui-là ?

Je lui raconte. On le remet dans son lit ; mon aide somnambule retourne se coucher et je redescends dans le poste infirmier du premier.

Au début, nous nous partagions la nuit : il dormait durant la première moitié du service et moi la seconde. En réalité, je somnolais ; le moindre bruit me tirait de ma torpeur, ce qui n'était pas le cas de mon coéquipier qui s'endormait profondément pendant son quart. Je ne pouvais compter sur lui. Je l'excusais en pensant : il doit être payé avec un lance-pierres. J'appris plus tard que sa rémunération était plus importante que la mienne. J'avais oublié qu'on ne paye pas les hommes au même tarif que les femmes, même si elles sont plus qualifiées.

3 heures. La nuit n'en finit pas. Un bruit d'eau vient des toilettes. Tiens, un malade qui ne dort pas. Je tends l'oreille. Un cri. Qu'est-ce que c'est encore ? Je perçois des pas, le grincement d'une porte qui s'ouvre. Je me précipite dans les escaliers, où les hurlements se précisent : « Au secours, au secours, à l'aide… » Je me dirige au son.

— Mais qu'est-ce que vous faites là ?

Un vieux monsieur, opéré de la prostate il y a dix jours, perturbé par l'anesthésie générale, essaie en vain de se trouver une place dans le lit d'une femme de cinquante ans, opérée le matin même d'une hystérectomie. La malheureuse, immobilisée par des tuyaux qui lui sortent de partout, ne peut se défendre.

— Mademoiselle... venez vite... au secours !

Le vieux monsieur lui tape sur les fesses et lui ordonne :

— Allez mémère, pousse-toi, laisse-moi un peu de place, enfin quoi !

La vue de cette femme terrifiée, pâle comme si elle était au bord de la syncope, me fait craindre un accident cardiaque. Je raisonne l'intrus, le raccompagne, avec difficulté, dans sa chambre puis retourne voir la malade pour la rassurer et la calmer. Je la quitte endormie et redescends en rigolant toute seule de la scène.

4 heures. L'aube se lève. Les angoisses de la nuit s'évanouissent. Les insomniaques s'endorment. J'ai soif, la bouche pâteuse. Je m'épluche une orange, pendant que le café chauffe. Encore une heure à tenir avant les soins du petit matin.

5 heures. Je me passe de l'eau sur le visage et monte réveiller Richard. Les changes sont plus faciles à deux. Ce charmant garçon est tout bonnement infect au réveil. Il envoie tout promener et s'énerve pour un rien. « Si c'est de cette façon que tu me remercies de t'avoir laissé dormir, mon vieux, la prochaine fois je te réveillerai à chaque appel. Après tout, c'est ton boulot. » Il reste muet et boude jusqu'à ce qu'il quitte le service.

Une odeur d'eau de toilette traîne dans le couloir, l'équipe du matin est arrivée. Il est 7 heures. Aujourd'hui, je ne fais pas la journée continue, je vais pouvoir souffler un peu et aller me coucher. Lorsque je pousse la porte de l'appartement, Barth a fait le café. J'attends qu'il parte au collège pour me coucher. Pourvu que la petite ne se réveille pas trop tôt. Je ferme les volets de fer qui m'isolent de la lumière et du bruit de la rue. Je m'enfonce avec délectation dans le lit encore tiède, la couette sous le menton. Je ferme enfin les yeux.

Un claquement sec me tire de mon assoupissement. Je scrute le réveil, cela fait vingt minutes que je suis couchée. Seulement ! C'est la voisine d'à côté. Elle ne peut pas, pour une fois, éviter de secouer ses tapis ! Je me retourne et me colle la tête sous un oreiller. Au bout de cinq minutes, je réapparais : j'étouffe. Les bruits me parviennent amplifiés, je les guette, les identifie, ils m'empêchent de me rendormir. Au-dessus, on passe l'aspirateur. Le vrombissement du moteur est ponctué de coups donnés dans les plinthes ou le bas des portes. Des pleurs. C'est la petite qui est réveillée. Elle a eu peur. Je la couche près de moi et la console. Aura-t-elle la bonne idée de se rendormir ? Trop contente de me retrouver, elle veut que je m'occupe d'elle. Je dormirai mieux ce soir.

Ma décision est prise : après quatre ans de service au lit du malade, je vais m'orienter, pour un temps, dans une autre direction, le bloc opératoire. Les malades endormis ne seront pas trop envahissants. En revanche, je découvrirai ce qui se cache derrière le masque des chirurgiens.

CHAPITRE 5

Le masque et le bistouri

Depuis quatre jours, je suis affectée au bloc opératoire.

Huit chirurgiens se succèdent avec leur caractère, leurs habitudes, leurs manies. Ce n'est pas de tout repos.

Je travaille aujourd'hui, pour la première fois, avec l'orthopédiste, réputé lunatique. D'humeur parfaitement agréable, il peut devenir subitement caractériel. Comme pour toute matinée opératoire, je débarque dans un bloc désert, quitte mes vêtements de ville pour enfiler un pantalon et une tunique. Seule, je n'ai pas une minute à perdre pour tout mettre en place dans la salle où va se dérouler la première intervention.

Relativement exigu, le local est carrelé jusqu'au plafond, probablement pour faciliter le nettoyage. Une fenêtre dont les vitres opaques filtrent la lumière, laisse néanmoins passer un rayon de soleil. La table d'opération, orientable en tous sens, trône au milieu de la pièce éclairée par un Scialytique. Différents tuyaux d'aspiration, d'oxygène, rampent sur le sol dallé de linoléum beige. J'installe sur les tables roulantes poussées contre les murs les boîtes d'instruments et de gants stériles, les tambours — gros cylindres métalliques — de compresses et de champs opératoires, les cupules et les différents produits qui seront versés dedans. Un coup d'œil sur le porte-sutures, il est plein. La panne de fil en milieu d'intervention, c'est mal vu. La voix de l'anesthésiste me parvient.

— Va chercher la malade, demande-t-il à José, le brancardier qui s'empresse d'obéir.

Puis se dirigeant vers moi :

— Salut, Marion. C'est la forme ?

En petite tenue sous sa blouse, exhibant un slip tout droit sorti d'un album de BD : une trompe d'éléphant devant... les oreilles de l'animal derrière. Il est à la recherche d'un pantalon. Grand, mince, aucun pantalon n'est coupé à sa taille, ce qui lui vaut des réflexions du style : « Tu vas à la pêche aux moules, ou tu as eu un feu de plancher ? » La séance de sur-habillage avant d'entrer en salle est incontournable. José et moi mettons nos bottes en tissu, le jersey sur la tête, le masque sur le visage.

La première opérée arrive sur un brancard poussé avec fougue par José. Octogénaire, cette femme est une victime de la cueillette des cerises. Juchée en équilibre sur un escabeau, elle a trébuché : fracture du col du fémur. Deux bonnes heures d'intervention, une quinzaine de jours d'hospitalisation au mieux, et une convalescence d'un mois quasi obligatoire compte tenu de son grand âge. Cela fait cher le kilo de cerises ! « Tu peux l'installer », crie le médecin en ceinturant son pantalon dix fois trop large.

L'anesthésiste nous aide à coucher la malade sur la

table d'opération. Il engage la conversation avec elle tout en préparant ses drogues. J'interviens de temps à autre pour la rassurer, lui mettre une couverture. Une porte claque. Des éclats de voix. Le chirurgien. Il est en grande discussion avec le médecin traitant de l'opérée qui vient toucher son assistance opératoire — 10 % du K opératoire [1], pour avoir été là cinq minutes, avoir salué sa patiente, attendu qu'elle soit endormie et filé faire ses visites. Certains ne prennent même pas la peine de s'habiller et entrent en salle d'opération en civil, malgré nos remarques. Un jour, un médecin réfractaire à nos conseils sera accueilli par une cuvette que nous avions placée en équilibre sur la porte d'entrée de la salle de repos du bloc. Douché, c'est la seule fois où il aura été contraint de quitter ses vêtements.

Le chirurgien et son aide — sa femme en l'occurrence — se brossent les mains. Dans le privé, habituellement, les aides opératoires sont les secrétaires particulières de ces messieurs. Lorsqu'ils n'en ont pas, il n'est pas rare que ce soit leur conjointe. Par amour ? Par mesure d'économie bien comprise ? Les mains rincées à l'eau stérile, l'opérateur et son aide entrent en salle. Un « bonjour » discret se fait à peine entendre. Je les aide à nouer leurs casaques et leur tends des gants stériles. L'anesthésiste pousse sur sa seringue. La malade glisse dans le sommeil. Dès qu'elle est intubée, qu'elle dort profondément, chacun reprend vie. L'anesthésiste surveille les constantes de son respirateur artificiel, le chirurgien recouvre l'opérée de champs opératoires.

1. Le K opératoire définit le coût d'une intervention. Il est actuellement fixé à 12,40 francs. Une appendicectomie étant K 50, l'acte opératoire est facturé à 620 francs.

J'ouvre la boîte d'instruments. Sur une table en pont située au-dessus du malade, le chirurgien installe ses pinces et ses ciseaux, dans un silence religieux. Brusquement, il fouille nerveusement. Les instruments métalliques entrechoqués produisent un boucan du diable.

— Mais où est-il donc ? s'énerve-t-il.

— Que cherchez-vous ?

— Mon porte-aiguilles fin.

— Il est là, je le vois, dis-je en le lui indiquant du doigt.

— Ce n'est pas le mien, celui-là est trop gros. Si je ne le trouve pas, je n'opère pas.

Penché au-dessus de sa boîte, les lunettes sur le bout du nez, l'opérateur cherche fébrilement le porte-aiguilles fantôme.

— Qui a refait cette boîte ?

Silence. Pas question de dénoncer ma collègue.

— Je ne peux compter sur personne ici.

Sa voix coléreuse me parvient amortie par la bavette.

— Qu'cst-cc quc vous attendez plantée là ? Allez voir dans les autres boîtes, hurle-t-il.

Je sors de la salle. Pourvu que je mette la main dessus. Il a peut-être été envoyé en réparation. En clinique, les instruments sont rarement achetés en double. Économies obligent. Quelques instants plus tard, je reviens bredouille. L'angoisse. Je me recolle la bavette sur le museau, m'enfonce la coiffe de jersey au ras des sourcils, histoire de me faire oublier. Seuls mes yeux non camouflés peuvent trahir une expression, un sentiment.

Un silence de plomb règne, troublé par le respirateur

artificiel sur une mesure à deux temps. Le spectacle est insolite. L'immobilité fait loi. Un musée Grévin. L'anesthésiste, de marbre, a le regard rivé sur les goutte-à-goutte. La malade endormie, enfouie sous les champs opératoires, n'existe que par le rectangle de peau découvert de sa hanche prêt pour l'incision. Le chirurgien, l'œil vague, croise les doigts sur son ventre proéminent face à son aide figée sur place. Une vraie statue de sel. Tout à coup les têtes me fixent, elles attendent le verdict.

— Je ne l'ai pas trouvé.

Alors, le chirurgien de cire explose :

— Conne ! Fais chier ! Merde !

Énervée par mes recherches infructueuses et le fait d'être le bouc émissaire dans cette histoire, je m'emporte violemment :

— Ce n'est pas une conne qui va pouvoir vous aider, alors, débrouillez-vous sans moi.

— ...

Je sors avec fracas de cette pièce, me délestant de mes bottes, du masque, du jersey... et crie :

— Qu'il se démerde tout seul, après tout.

Je file au vestiaire, bien décidée à ficher le camp.

— Ne quitte pas la clinique, me supplie l'aide soignante avec qui je bosse, tu peux être accusée d'abandon de poste et être virée sur-le-champ.

— Ce ne sont pas les places qui manquent.

— ...

— Je ne refoutrai plus les pieds dans cette salle aujourd'hui.

— Fais comme tu veux, mais ne te tire pas avant l'heure.

Étant la seule panseuse ce matin-là, personne ne me remplacera, c'est l'anesthésiste qui dépannera. Je n'obtiendrai, certes, jamais d'excuses du chirurgien, mais ne serai plus victime de ses insultes durant les quatre années de travail avec lui.

L'humiliation publique de l'inférieur est quelque chose d'intolérable, que je ne supporte pas et ne laisse pas faire. On dit des chirurgiens qu'ils sont charmants auprès des patients et odieux au bloc opératoire parce qu'ils sont stressés. Comment se fait-il que certains de leurs confrères conservent une attitude normale avec les personnes qui les entourent, ne témoignent ni colère, ni mépris ? Ces problèmes de comportement, me rappellent mon stage d'un mois au bloc opératoire, à la fin de mes études. Je m'étais présentée un matin au bureau de la surveillante générale du bloc de chirurgie cardiaque d'un hôpital parisien. L'accueil frigorifique habituel m'avait tout particulièrement glacée.

Chaque jour, revêtue de la tenue adéquate, je ne laissais pas dépasser un cheveu, ayant été témoin d'une altercation entre le patron et la surveillante, qui s'était fait expulser de la salle pour avoir laissé échapper une mèche sur le front. J'étais entrée dans l'antre mystérieux.

Le bloc opératoire : une vraie ruche. Les infirmières transportaient de lourdes boîtes en métal brillant qu'elles disposaient en salle d'opération, les aides soignantes lavaient les instruments, vidaient et remplissaient les appareils à stérilisation, les anesthésistes branchaient leurs tuyaux et testaient les différents circuits. Le malade installé, l'instrumentiste (qui donne les instruments à l'opérateur) plaçait ces derniers sur de grands tissus stériles posés sur des tables roulantes. De petite taille, cette jeune femme s'était juchée sur une estrade et faisait face à la table d'opération.

Quelques instants plus tard, les assistants, les internes, les élèves infirmières, les invités étrangers... pénétrèrent religieusement et s'immobilisèrent dans l'attente du spectacle.

7 h 45. Le grand patron, carrure de footballeur américain, visage poupin, papillonne de l'un à l'autre en donnant l'impression de s'intéresser à chacun. A une des infirmières :

— Votre fiston va mieux ?

— Oui, monsieur, merci, répond-elle respectueusement.

S'adressant à la surveillante :

— Pas de problème ?

— Non, monsieur, tout est réglé.

Elle le rassure pour le ménager.

Il se dirige vers les lavabos. Au moment où je lui tends les brosses stériles, il me prend par le cou et me plaque un gros bécot de paysan.

— Alors ma chérie, t'es la nouvelle élève ?

Sa réputation d'odieux personnage est en contradiction avec son comportement plutôt amical vis-à-vis du personnel. Je regarde cet homme en tee-shirt blanc, détendu, rigolard, se brossant les mains et les avant-bras, durant dix bonnes minutes, avant son entrée en scène. Les doigts écartés, paumes des mains l'une en face de l'autre, le héros de la matinée avance ensuite à pas assurés vers le sanctuaire. Il pousse d'un coup d'épaule le battant de la porte de la salle d'opération, et là, brusquement, tout bascule. Le chef, l'œil fureteur, passe en revue les personnes et le matériel qu'il va utiliser. L'aide opératoire, déjà habillé, finit d'enfouir sous les grands champs verts l'opéré qui va subir une intervention à cœur ouvert.

Le *maestro,* revêtu de sa casaque, attaque. C'est parti pour six heures. Le silence est pesant. Chacun, sur ses gardes, attend les ordres du maître. Les instruments passent de main en main sans que soit prononcée la moindre parole. L'instrumentiste et l'opérateur se comprennent du regard, l'un prévenant les moindres gestes et désirs de l'autre. Brusquement fusent les injures : « Merde... Fait chier... » Puis plus rien. Personne ne répond, pas même l'anesthésiste, sa préférée, qui se laisse traiter de tous les noms d'oiseaux de la terre.

Une pince vole... J'ai tout juste le temps de baisser la tête. Suivie d'une autre volée d'injures. « Connasse... fille de pute... Elle marche cette pompe extra-corporelle, oui ou merde ! »

Comme élève, on se trouve à l'endroit précis d'où l'on ne voit rien. Nous sommes là pour faire foule et nous ne devons surtout pas prendre la moindre initiative. On nous confie le lavage des instruments à la fin des interventions, et nous nous tranchons et piquons les doigts à qui mieux mieux.

L'opération n'en finit pas. Nulle mouche ne vole. Plus les coups de gueule éclatent, plus je me fais petite derrière le guéridon. Je me demande comment ce grand patron renommé peut trouver des gens qui acceptent de travailler avec lui dans de telles conditions. Il est toujours en activité. Récemment, il s'inquiétait du problème posé par la pénurie des infirmières. N'a-t-il pas, pendant de longues années, découragé de précieuses collaboratrices ?

Ce spécialiste des cœurs

Posséderait-il pour tout cœur
Qu'un viscère sans fièvre,
Un coucou régulier et garanti dix ans...
(Georges BRASSENS.)

Après le coup d'éclat de la veille, j'entre ce matin dans le bloc avec une certaine appréhension. Pas un mot sur ce qui s'est passé. Tout le monde est prévenant à mon égard. On a besoin de mes services. La matinée opératoire s'annonce remplie. De 8 heures à 9 heures, séance d'ORL. Assise sur une chaise, je dois tenir sur mes genoux un enfant terrorisé, immobilisé par un drap serré autour du corps et des bras. La tête du bambin maintenue en arrière, l'anesthésiste lui colle sur la bouche un masque d'où s'échappent des vapeurs de Fluothane[1]. J'ai toujours exécré cette intervention traumatisante, sanguinolente, où la proie, loin de se laisser faire, se débat comme un beau diable. La seule consolation pour ces enfants, ce sont les glaces qu'ils doivent sucer après et qu'on leur a promises pour qu'ils restent sages.

Je respire presque autant de gaz anesthésiant que l'opéré, et en rentrant chez moi, ma fille de cinq ans me

1. Anesthésique qui a détrôné l'éther utilisé il n'y a pas encore si longtemps pour les anesthésies légères.

dit en faisant la grimace : « Tu sens la clinique, maman. » L'ablation des amygdales et des végétations terminée, les cinq petites victimes sont remontées dans leurs chambres.

9 heures. Changement de décor. L'aide soignante range rapidement la salle, emportant le linge ensanglanté. Je prépare sans perdre de temps le matériel pour les IVG (interruption volontaire de grossesse). Une femme en pleurs arrive sur le brancard. José, grand gaillard de vingt ans portant des lunettes de myope, d'une sensibilité vive et neuve, compatit à sa tristesse et la rassure. « Ne pleurez pas, ça va bien se passer. » Allongée sur la table d'opération, revêtue d'une chemise blanche en coton ouverte dans le dos, elle hoche la tête en reniflant et en essuyant ses larmes.

L'anesthésiste lui demande :

— Vous êtes bien à jeun ?

— Oui, soupire-t-elle entre deux sanglots.

— Je vais vous faire une piqûre, vous allez respirer profondément.

La jeune femme, les yeux embués de larmes, ferme doucement les paupières, abandonnant pour un instant ses chagrins et ses soucis. Sa respiration ample et régulière donne le signal. On lui enlève son vêtement et lui fixe les jambes en l'air, bien écartées. Alors entre en scène le Dr Fontaine. Brun, de petite taille, les yeux noirs protégés par d'épais sourcils souvent froncés, la barbe mal rasée, l'épi rebelle, il tire une dernière fois sur sa Gauloise avant de l'écraser au fond d'un cendrier. Il nous présente le cas : Cette pauvre femme a déjà trois enfants et son mari vient de se tirer. C'est pas avec un môme de plus qu'elle va trouver du travail. Après avoir serré son tablier de caoutchouc autour de la taille et mis ses gants stériles, il attrape la canule pour aspirer le fœtus.

Le Dr Fontaine est un jeune gynécologue d'une trentaine d'années. On dit qu'il fait dans le social. Il est tout simplement humain. Néanmoins, dans les années 70, son comportement demeure exceptionnel. Les gynécologues du privé n'acceptent d'habitude pas de pratiquer l'IVG. Les femmes en difficulté viennent donc le voir. Il est leur dernier recours. Jamais il ne les rejette ou ne les arnaque comme certains de ses collègues qui se font payer en espèces sonnantes et trébuchantes avant l'intervention. Il n'hésite pas à renoncer à ses honoraires lorsque ses patientes sont désargentées. Ces femmes, généralement très jeunes ou mères de familles nombreuses, sont conduites à l'hôpital dans des états dramatiques. Malmenées par un personnel volontiers moralisateur, elles sont plus souvent qu'à leur tour curetées sans anesthésie, afin qu'elles s'en souviennent et ne recommencent pas !

L'aspiration fonctionne, ramenant les détritus sanglants dans le bocal. L'intervention terminée, le Dr Fontaine, la cigarette entre les dents, retourne à sa consultation. « Tu m'appelleras, Marion, lorsque la patiente suivante sera installée. Il y en a quatre prévues ce matin. Cela n'enchante personne, mais c'est aussi notre travail d'aider ces femmes désespérées. » Le gynécologue accompagne son geste professionnel d'une discussion sur le pronostic du quarté du jour. Propriétaire de la queue d'un cheval, il est spécialiste des champs de courses et donne des tuyaux à celles d'entre nous qui jouent. Il leur fait gagner des sommes, petites certes mais qui arrondissent bien les fins de mois.

Le bloc opératoire se compose de trois salles occupées souvent simultanément. Je suis la seule infirmière pour aider les chirurgiens et les anesthésistes. L'aide soignante passe ses journées à laver les instruments, les appareils et les sols ; elle vole à mon secours lorsqu'il faut débarrasser les salles. Une intervention est à peine commencée que déjà je prépare la suivante dans la pièce contiguë. L'anesthésiste peut ainsi endormir le malade de la prochaine opération, sans attendre que le précédent soit réveillé. Cela fait gagner du temps... et de l'argent. Je passe ma journée à voleter d'un endroit à l'autre, jetant un coup d'œil rapide sur le tambour à compresses qui se vide et qu'il faut remplacer, les ligatures qui font défaut sur la table du chirurgien, les seringues à renouveler, l'opéré qui revient doucement à lui, maintenu par des courroies de cuir sur son brancard dans le couloir. La panseuse, l'infirmière du bloc, doit connaître parfaitement le déroulement des interventions qu'elle sert pour prévoir à temps la pince, le fil, les compresses... dont le chirurgien a besoin. Tout agacement, toute impatience de l'opérateur rend la vie au bloc impossible.

L'appendicectomie suivante démarre. Aujourd'hui, trois sont inscrites au programme opératoire. C'est la moyenne quotidienne dans les cliniques privées. La France est l'un des pays d'Europe où l'on opère le plus d'appendicites. Le médecin traitant les adresse au chirurgien. Quand ce dernier ne confirme pas le diagnostic, il risque, en désavouant implicitement son confrère, de le déconsidérer aux yeux des familles. Le médecin traitant les adressera la fois suivante à un autre chirurgien qui aura moins de scrupules. Le chirurgien honnête perd ainsi un correspondant et de la clientèle. Dans le privé l'appendicectomie est rentable : l'intervention dure une demi-heure, nécessite peu de personnel et de matériel. L'opération terminée, avant que ma collègue ne vienne débarrasser, je fais sauter la lame du bistouri. Les jetables coûtent cher donc nous changeons seulement les lames. Un jour, en voulant aller vite, le bistouri dérapera et m'ouvrira sur dix centimètres le dessus de la main droite passant à quelques millimètres d'un tendon. J'ai été recousue sur l'heure pour juguler l'hémorragie mais, la lame ayant servi à opérer les trompes infectées d'une femme atteinte de tuberculose, j'ai connu quelques semaines d'angoisse jusqu'à la cicatrisation complète.

Nous attaquons la dernière intervention de la matinée. Elle se déroule sans problème. Le chirurgien, un sage qui semble toujours perdu dans ses pensées, se lance comme à son habitude dans un exposé d'ordre philosophique. Sa maturité en la matière rend la discussion passionnante. Chacun apporte son point de vue. Il m'expliquera qu'étudiant, il fut l'objet d'un dilemme : médecine ou philosophie ? Le besoin de gagner sa vie le fera opter pour la première solution. Ses trois fils se sont destinés à l'enseignement de la philosophie.

Il est bientôt 14 heures. Les quinze opérations de la journée effectuées, nous avalons les restes du repas de midi dans la salle à manger du personnel. Éreintée par ce rythme, je mange sans appétit. Les consultations vont débuter. Le bloc doit être impeccable pour recevoir les patients à plâtrer ou à déplâtrer, ceux qui ont des points de suture ou un corps étranger à extraire, et tous autres soins sous anesthésie locale, jusqu'au pansement refait en externe. L'après-midi, le bloc prend des allures de service d'urgences. Entre deux actes, je prête main-forte à l'aide soignante qui croule sous le travail.

18 heures, la journée tire à sa fin. Appel du chirurgien de garde :

— Je viens de recevoir une occlusion, je l'opère dans trois quarts d'heure.

J'appelle chez moi pour prévenir que je ne serai pas rentrée avant 21 heures. Si tout va bien ! Au bout du fil, la voix est déçue et les reproches ne sont pas loin. Nous ne sommes que deux infirmières en poste au bloc opératoire. D'astreinte une semaine sur deux à domicile, on doit pouvoir nous joindre à n'importe quelle heure du jour ou de la nuit. La semaine de garde, je suis contrainte de rester à la maison ou de signaler mes déplacements pour qu'il soit possible de me joindre téléphoniquement. Ces astreintes sont payées une heure toutes les quatre heures. En quelques mois j'ai contracté une nouvelle maladie : la phobie du téléphone. Dès qu'il sonne, surtout en pleine nuit, c'est le stress.

La sonnerie tant redoutée me fait bondir. Il est 2 h 40 du matin ! Le gynécologue de garde opère une césarienne dans une heure.

Mon père, inquiet de me savoir sur les routes à des heures indues, m'a prêté un de ses chapeaux. « Tu te l'enfonces bien sur la tête, en auto, une silhouette d'homme attire moins l'attention. » Ainsi déguisée, je fonce, si l'on peut dire, dans ma 2 CV. Parfois le médecin de garde passe me prendre, ce qui est plus rassurant. J'ai vingt minutes pour arriver à la clinique et dix pour préparer la salle avant d'aller chercher la jeune femme en brancard. Tour à tour brancardier, aide-anesthésiste, aide opératoire, panseuse, femme de ménage, je dois assurer toutes les tâches. On me donnerait le bistouri que je n'en serais pas davantage étonnée.

De temps en temps, le médecin compatissant passe la serpillière pour me faire gagner du temps. Celui-là même qui me pelotait les seins dans l'ascenseur. Nous devons toujours laisser une salle impeccable. On ne sait jamais, en cas d'urgence. Certains opérateurs nous rémunèrent jusqu'à 10 % du K les aides opératoires qu'ils considèrent comme un supplément de travail. Par exemple pour une césarienne nous touchons environ 80 francs. Ce n'est pas le Pérou mais cela nous donne du courage à côté de ceux qui, non contents de nous utiliser comme aides, passent leur temps soit à crier soit à nous abreuver de leurs insanités : « Allez ma chérie, écarte… encore un peu », s'amuse à me murmurer dans l'oreille un chirurgien qui réduit une hernie et pour lequel je tiens les écarteurs.

Trois années au bloc opératoire m'ont permis de mieux comprendre la chirurgie, de mettre à jour mes connaissances en anatomie mais l'ambiance, souvent tendue, dans ce huis clos, me lassera rapidement. J'abandonne la place de groupie du patron pour m'orienter vers d'autres horizons.

Comme infirmière, j'avais l'impression que la marge d'action était réduite ; en revanche je pensais que la position de cadre me permettrait de faire évoluer la profession.

CHAPITRE 6

La femme orchestre

Une femme fait irruption dans mon bureau et me crie :

— C'est vous la surveillante générale ?

— Oui.

Grande, les cheveux encore frisés par un reste de mise en plis, elle porte un imperméable vert bouteille serré à la taille. Sa bouche tremble.

— C'est incroyable ! Le Dr Petit me demande 1 500 francs en liquide de la main à la main pour une ligature de trompes.

Debout, face à moi, elle gesticule pour m'expliquer qu'il n'a pas voulu de son chèque et l'a virée de sa consultation. Dans quelle maison suis-je tombée ? Je l'invite à s'asseoir.

— Quel salaud ce type ! Vous vous rendez compte, 1 500 francs.

Épuisée par sa colère, elle s'effondre sur le bord de mon bureau, le corps secoué par des sanglots. Des larmes roulent sur ses joues creuses avant d'échouer sur le col de sa gabardine. Elle renifle un grand coup et s'essuie d'un revers de manche. Je sors de mon tiroir un paquet de mouchoirs en papier, lui en offre un. Sans le déplier, elle se mouche bruyamment et le met dans sa poche.

— Que voulez-vous, je ne supporte pas la pilule et le stérilet me fait saigner. Quand je pense que c'est mon médecin de famille qui m'a conseillé de consulter cet... Si j'avais su...

Voulant dédramatiser la situation, je me risque :

— Voyez un autre gynécologue. Je peux vous donner l'adresse du mien, il est très bien.

Sans attendre sa réponse, je griffonne un morceau de papier que je lui tends. Elle le saisit en tremblant, le lit, ne fait aucun commentaire, le plie en quatre et le range dans la poche intérieure de son sac à main rouge imitation croco. Elle se lève et prend congé. Je vais aux renseignements auprès de la secrétaire du Dr Petit. Terrorisée, elle reste évasive sur les pratiques de son patron.

Trois jours plus tard, une autre consultante déboule dans mon bureau.

— C'est vous la surveillante générale ?

J'avais oublié, c'est le jour de la consultation du Dr Petit. Celle-là soutient son ventre proéminent de ses deux mains.

— Vous trouvez normal que je règle deux consultations parce que je n'ai pas pu venir au dernier rendez-vous ? Je lui ai fait perdre soi-disant une consultation.

— Pourquoi les avez-vous payées ?

— Je ne veux pas avoir de problème, c'est lui qui me suit pendant ma grossesse.

Tant pis pour elle. Je ne vais pas donner à chacune l'adresse de mon gynéco.

Le Dr Petit travaille dans la clinique où j'ai pris mes fonctions de surveillante générale depuis quelques semaines. Je l'ai approché hier, à la fin de sa visite en maternité. Il se confiait à ses auxiliaires de puériculture. Il paraissait soucieux :

— J'ai cinquante briques à placer, je ne sais vraiment pas dans quoi.

— Moi je saurais, blague une petite boulotte gagnant à peine le SMIC, appuyée sur un berceau vide prêt à accueillir le prochain nouveau-né.

— Si ça vous crée tant de soucis, monsieur Petit, il ne faut pas vous gêner, on peut vous aider, suggère sa collègue, les bras encombrés de biberons.

— Prenez une maîtresse, intervient la sage-femme qui remplit les papiers de naissance, elle saura utiliser votre argent.

— Vous rigolez, les femmes me payent pour voir leur cul, je ne vais tout de même pas payer pour en voir un de plus, lui envoie-t-il sur un ton hargneux.

Petit, corpulent, chauve, avec un strabisme divergent que d'épaisses lunettes ont du mal à cacher, le Dr Petit se complaît dans la réputation d'individu intéressé qu'il s'est forgée. Il est la risée de tous. Pourtant, ce sera l'un des médecins avec qui je nouerai les meilleures relations professionnelles : toujours courtois, agréable et même respectueux à mon égard sans que je comprenne pourquoi. Ainsi va la nature humaine !

Bip-bip... « On vous demande au deuxième étage. » Je me précipite. « C'est une enfant de six ans appendicectomisée il y a trois jours qui ne va pas bien. Elle a 39° et vient de vomir, je trouve son ventre très ballonné aujourd'hui. Faut-il prévenir le chirurgien qui l'a opérée ? » s'inquiète la jeune infirmière. Je passe voir la fillette. Pâle, gémissante, elle semble souffrir. Je file au bloc prévenir le médecin.

Le problème réglé, je retourne à mon bureau, mettre à jour le planning du personnel. J'aperçois Mlle Leclerc qui se dirige vers moi. Il ne manquait plus qu'elle. Je me plonge dans le roulement. Anesthésiste, Mlle Leclerc est la championne du commérage. Couverte de taches de rousseur, la coupe à la garçonne de chez Maniatis, les cheveux rouge orangé, elle porte une blouse très décolletée qui lui permet, pendant toute la discussion, de caresser ses seins en liberté. Quand elle se penche en avant, il y en a toujours un qui réussit à s'échapper. Assise sur le coin de mon bureau, les jambes croisées, la blouse remontée sur des cuisses blanches, elle offre un spectacle qui n'est pas sans charme. Ne partageant ni ses bavardages, ni le reste, je la lasse et elle me quitte pour trouver une oreille plus complaisante.

L'infirmière d'après-midi du premier étage est en arrêt de travail pour cinq jours. Je passe des appels en chaîne pour tenter de lui trouver une remplaçante. Les premières contactées sont celles qui sont de repos, il s'en trouve toujours une qui n'ose pas dire non.

Je monte informer Raymonde, l'infirmière du matin. Installée dans l'office, elle tricote son jacquard à toute allure. Dès qu'elle m'aperçoit, elle pose son ouvrage et semble obligée de se justifier :

— J'ai fini mon travail, j'attendais le Dr Boyer pour la visite.

Durant l'année de formation à l'école des cadres, j'étais à cent lieues d'imaginer que je serais confrontée à ces situations, non inscrites au programme, relevant plus des relations humaines et psychologiques que du droit administratif que l'on nous assenait. Notre formation psychologique s'était limitée à une expérience, il est vrai mémorable. Un matin de mai, sans information préalable, nous nous sommes retrouvées dans une salle face à une dizaine de « psy » (...chologue, ...chiatre, ...chothérapeute, ...chopédagogue, ...chotechnicien...). Après s'être présentés, ils restèrent muets, cachés derrière le nuage de fumée de leurs cigarettes, nous observant comme si nous étions des spécimens rares. Le psychiatre, les mains tremblotantes, allumait sa cigarette à la précédente. Je calculais l'ampleur de l'intoxication : dans les soixante par jour. Je n'aimerais pas avoir ses bronches. A sa droite, le psychothérapeute, avachi sur la table, les genoux pliés prenant appui sur les pieds, ne cessait de faire trembler ses jambes. A le voir, on avait envie de crier « ça suffit ! ». La seule femme, psychopédagogue, les lunettes en diadème sur le haut du crâne, engoncée dans un tailleur bleu marine à rayures blanches, trop étroit, remontait régulièrement les manches de sa veste pour pouvoir poser aisément les coudes sur la table. A côté d'elle un homme grand, maigre, lui aussi tabagique, portait des lunettes qu'il remontait à la racine du nez avec son index droit, toutes les trentes secondes. Ce geste s'accompagnait d'une grimace lui déformant tout le visage. Le psychologue penché sur une feuille blanche écrivait. De temps en temps il relevait la tête pour vérifier qu'il ne se passait rien.

Chacun attendait. Au bout d'une heure, une étudiante se leva et s'adressa aux intervenants :

— Qu'est-ce qu'on attend, on ne va pas rester toute la matinée à se fixer dans le blanc des yeux.

Seule réponse, un sourire cynique de satisfaction. Sa voisine furieuse l'engueule :

— Tu ne vois pas que c'est ce qu'ils attendaient : qu'une de nous craque.

Le groupe d'étudiantes se jette alors à la figure tout ce qu'elles pensaient les unes des autres depuis des semaines sous l'œil satisfait et goguenard des spécialistes. Les jours suivants, quelques étudiantes eurent un mal fou à se ressaisir, l'une tenta même de se suicider.

Armée d'une telle formation et bardée d'un diplôme de plus, je répondis à une petite annonce, un jour de printemps : « Clinique chirurgicale de 80 lits, recherche surveillante générale titulaire du CCI (Certificat de cadre infirmier). Adresser candidature et CV à Mme la directrice… »

A vingt-huit ans, mes chances d'embauche pour un tel poste étaient limitées. Je décidais de soigner l'apparence. Tailleur Chanel emprunté pour l'occasion, pochette de cuir noir et talons aiguilles.

La directrice, Mme Lemaire, le cheveu très court découvrant de petites oreilles aux lobes décorés de perles, me prie de m'asseoir dans son bureau exigu et sombre. Le nombre de dossiers empilés sur la table donne l'impression qu'elle est débordée de travail. Après un long interrogatoire sur mon expérience, elle me présente l'établissement et m'expose les conditions de travail :

— Il y a soixante lits de chirurgie générale dont

quatre de soins intensifs et vingt de maternité. Vous devez effectuer trente-neuf heures par semaine. Je vous propose 8 h 30/16 h 30. Si vous désirez prendre votre mercredi après-midi pour être auprès de vos enfants, vous pouvez le rattraper le samedi matin. Mais ce que je vous demande, c'est de passer de temps en temps le soir, tard, pour vérifier que l'équipe de nuit ne dort pas.

Des horaires aussi agréables, je n'en avais encore jamais eus. Être cadre a du bon ! Après l'entretien, elle me fait rencontrer le directeur médical, un des chirurgiens. Plutôt grand, le crâne dégarni, la blouse ouverte sur une chemise rose fermée par un nœud papillon, il me tend la main et sans perdre une minute me questionne :

— Que faisiez-vous avant d'être admise à l'école des cadres ?

Je recommençais mon histoire quand, de but en blanc, il me coupe :

— Où travaille votre mari ?

— A l'Éducation nationale.

— Ah ! justement j'ai des problèmes avec mon fils. Il ne fiche rien au lycée. Il est redoublant et au mois de juin, il est mis à la porte. Votre mari pourrait peut-être intervenir pour qu'on le garde encore une année ?

— Je vais lui en parler.

Je le quitte sur cette fausse promesse et la directrice, qui nous rejoint, clôt l'entrevue :

— Nous vous écrirons sous quinze jours pour vous donner une réponse. Nous avons d'autres candidatures à recevoir.

A peine embauchée, je saute dans mon jean, une

métamorphose qui me vaut les réflexions de médecins, du style :

— La jupe vous va très bien, c'est dommage que vous n'en portiez pas plus souvent.

8 h 30. J'ai à peine le temps d'enfiler ma blouse que déjà mon bip sonne.

— Il faut que vous rappeliez le bloc.

— Le chirurgien a besoin d'une aide opératoire, on vous attend.

Je n'aurais peut-être pas dû dire que j'avais été panseuse. J'ai vraiment autre chose à faire que jouer les bouche-trous. Ce matin, j'ai rendez-vous avec deux infirmières qui postulent pour un emploi de remplaçante pour cet été. Une fois de plus, elles vont devoir attendre. Casaque, bottes, coiffe enfilées, je pénètre en salle pour une heure trente. L'opérée — « une vésicule » — est tellement grosse qu'il faut être deux pour tirer sur les écarteurs sinon l'opérateur n'y voit rien. Debout sans bouger pendant trois quarts d'heure, je commence à avoir les muscles des avant-bras qui se tétanisent et l'estomac qui se tord de faim. Heureusement que j'ai pensé à avaler deux morceaux de sucre avant d'entrer. Cela se termine. J'ai juste le temps de donner un coup de peigne sur mes cheveux étouffés par le jersey, avant de recevoir mes deux candidates.

L'orthopédiste passe me prendre pour sa visite. « On y va », me lance-t-il de la porte de mon bureau. Je saisis un cahier et le suis en me pressant. Nous montons avec l'ascenseur au dernier étage, dans son service. Torse nu sous sa blouse, grand, voûté, des pellicules dans les cheveux, le nez busqué, le Dr Giraud est distrait, il ne répond pas toujours à ses interlocuteurs, il a la tête dans les nuages. Au cours de sa visite, les mains dans les poches, il regarde dans les chambres le petit écran de télévision suspendu, avec tellement d'insistance qu'il en oublie son patient ou entame avec lui une discussion sur l'émission en cours, passant sous silence le motif de son passage. Parfois, il fait sa visite en allant de fenêtre en fenêtre, explorant le plafond nuageux pour faire l'inventaire des cumulo-nimbus, des stratus, des cirrus... Pilote d'avion le week-end, il plane le reste de la semaine. Il me proposera un vendredi une promenade dans les airs, mais je déclinerai courtoisement l'offre, inquiète de le découvrir aussi rêveur aux commandes de son avion qu'au chevet des malades.

Bip-bip... « On vous demande en maternité. » Lili, la sage-femme de garde, chaussée de mules roses à talons hauts qui claquent au sol, vient à ma rencontre.

— Le fils de la collègue qui devait me relever a eu un accident ce matin, elle ne pourra pas venir.

— Quelle barbe ! Il faut que je trouve une remplaçante.

— Si tu n'as personne, je peux rester.

— Merci. T'es sympa. Je te tiens au courant.

Après cinq coups de fil :

— Lili, j'ai trouvé quelqu'un.

Lili est Malgache et peintre. Comme son art ne la fait pas vivre, elle effectue une à deux gardes par semaine à la clinique. De petite taille, jolie, le teint pain d'épice, les cheveux noir de jais, Lili est une des rares personnes avec qui je parle d'autres choses que de malades. Mon père passait ses dimanches devant son chevalet, le pinceau à la main. Je prends plaisir à l'écouter me décrire sa dernière toile.

— Imagine. Une lumière cramoisie qui embrase le palmier sous lequel un groupe de jeunes gens chantent assis en rond. Il y a beaucoup d'incarnat, de rubis, de vermillon, d'orange, de jaune, de cuivrés, rien que des tons chauds. Ce tableau tire sur le rouge. C'est ma couleur préférée, m'avoue-t-elle, la bouche pleine de désirs.

— J'ai hâte de le voir.

— J'expose au « Procope », à Saint-Germain-des-Prés dans quinze jours. Je te donnerai une invitation.

Bip-bip... « Mme Lemaire veut vous voir. » Le coude appuyé sur sa table de travail, la main ouverte plaquée sur sa joue, le regard éteint, la directrice semble soucieuse. Les deux chaises pour visiteurs face à son bureau sont recouvertes de correspondances de toutes sortes, d'imprimés, de dossiers...

Je reste debout.

— Vous m'avez fait demander ?

Sans quitter sa posture, elle pointe du doigt une chaise et m'invite à m'asseoir.

— Mettez tout ça par terre.

Un vrai capharnaüm. Elle pose son Sheaffer, croise les bras, faisant crisser la soie bordeaux de son chemisier, et me fixe :

— Actuellement la clinique tourne bien. Nous devons garder le cap en prévision de l'ouverture de l'hôpital de la commune voisine qui risque de nous faire du tort les premiers temps.

J'avais entendu parler de cet hôpital qui n'ouvrait pas pour des raisons politiques et qu'on avait pensé transformer en hôtel ; le Club-Méditerranée s'était porté acquéreur. Je n'imaginais pas son ouverture imminente.

— Je sens une certaine mauvaise humeur de la part du personnel, continue-t-elle. Comment expliquez-vous ça ?

— Il est épuisé. Si on continue de lui imposer un tel rythme, on va avoir des arrêts de travail en pagaille.

— Vous croyez ?

— Vous savez parfaitement que tout est plein et, pour ne pas perdre un client, les chirurgiens demandent aux agents de remonter du sous-sol des lits d'appoint. Les chambres seules ont deux, voire trois occupants, les chambres à deux lits sont transformées en véritables dortoirs. Les malades rouspètent. Par manque de place, les infirmières ne peuvent plus donner leurs soins. On ne peut pas continuer comme ça.

— Que proposez-vous ?

— Ça fait un mois que le taux de remplissage de la clinique dépasse les 100 %, on pourrait faire profiter le personnel d'une part du bénéfice sous la forme d'une prime exceptionnelle. Si vous faites un effort, les agents seront plus compréhensifs.

Brusquement son visage se ferme, ses yeux fixent son bureau :

— Est-ce que je leur retire une partie de leur salaire lorsqu'il y a des lits vides ?

Écœurée, je quitte le bureau de la directrice et vais interroger les anciennes qui la connaissent bien.

— Quand je pense qu'elle se targue d'idées révolutionnaires et qu'elle ne défend que les intérêts des patrons, me dit l'une d'elle furibarde.

De colère, elle agite tellement la tête que ses boucles

d'oreille en grappes de raisins se meuvent à la cadence d'un métronome réglé pour un allégro.

Une aide soignante, blonde décolorée, les yeux charbonneux, les lèvres toujours peintes d'un rose nacré, se mêle à la discussion.

— Quand je suis entrée ici, elle était comptable, depuis elle a fait du chemin. Elle croit qu'il suffit de nous tutoyer pour tout obtenir.

Elle prend sa collègue par les épaules et mime Mme Lemaire :

— Ma cocotte, il manque quelqu'un demain. Tu peux me dépanner ?

Une autre, le balai à la main, la blouse trop longue, les savates rafistolées avec du sparadrap, s'interpose :

— Chaque mois elle me fait des promesses mais je ne vois rien sur ma feuille de paye. Pourtant, on se connaît depuis bientôt dix ans et je ne touche même pas le SMIC. C'est fini ! Pour les dépannages de dernière minute, elle se trouvera d'autres pigeons. Et puis quand elle me demandera des nouvelles de mes enfants, je lui répondrais : En quoi ça t'intéresse ?

Cette femme venait de perdre son mari d'une tumeur au cerveau et se retrouvait seule avec trois gosses.

Bip-bip... « On vous attend pour la visite au premier étage. » Raymonde, l'infirmière, le chignon mal accroché sur la nuque, ses grosses lunettes de myope sur le bout du nez, le dos voûté par des années de soumission, me rejoint en se dandinant, le cahier à la main. Le chirurgien est déjà au chevet d'un patient. Plus âgée que moi, Raymonde espérait occuper mon poste. Ma volonté de faire évoluer les choses l'inquiète. J'ai proposé aux infirmières de repenser au cahier de transmissions, mal employé.

— Ça marche bien comme ça. Vous n'allez pas tout changer.

La moindre remise en cause de la façon de travailler l'exaspère profondément.

Confidente entièrement dévouée à l'un des chirurgiens, elle a fait naître chez lui une hostilité à mon égard. Il ne me salue plus lorsque nous nous croisons dans les couloirs et trouve toujours une raison pour me rappeler à l'ordre lorsqu'il se lève du mauvais pied. Deux ans après avoir quitté la clinique je le rencontrerai par hasard. Aimable, charmant, souriant à ma grande surprise, il s'intéressera avec curiosité à mes nouvelles fonctions. Notre discussion de quelques minutes aura été plus longue que les échanges de nos trois années de travail commun. La visite se termine.

Bip-bip... « On vous demande au quatrième. » Il est midi, les trois aides soignantes antillaises m'appellent pour boire « l'apéro ». Vava, les cheveux crépus matés par des barrettes dans tous les sens, offre en permanence à la vue de tous ses dents en or. Elle a le soleil et le rire sur les lèvres. Suzie, plus claire de peau, le visage fin, les cheveux défrisés, change de tenue chaque jour. Rosie, la plus jeune du trio, a adopté le style afro, de fines tresses plein la tête. Elle ne sait pas parler sans crier. Travaillant au même étage depuis des années, elles sont inséparables. Impossible d'en déplacer une lorsqu'il manque un agent quelque part. M'inviter à boire le punch leur évite de devoir se cacher pour y goûter. Leur seul sujet de conversation : le jeu. Le peu d'argent qu'elles ont est englouti dans le tiercé, le quarté, le loto... Entre deux malades elles épluchent le journal et en fin de matinée, elles remplissent de croix les petites cases des formulaires adéquats. L'espoir de toucher un jour le pactole est toute leur vie.

— Si je gagne le paquet, s'écrie Suzie, fini les mains dans la merde, j'arrête de travailler.

— Moi je wetoune au pays et j' m'achète une bawaque pou mes vieux jous, rêve Vava qui n'a toujours pas acclimaté les « r » après vingt ans de métropole.

— Alors Marion, combien vous mettez aujourd'hui ?

Elles jouent si souvent qu'elles récupèrent de temps en temps leur mise.

Le planteur est servi. L'infirmière de l'étage, une Hongroise, rapplique dès qu'elle sent l'odeur des accras. Trente-huit ans, les cheveux blonds maintenus par un catogan, elle a des yeux bleus, tristes. Réfugiée politique, elle est venue vivre la liberté en France. « C'est dur d'être loin de ma famille et de ne pas pouvoir lui rendre visite. » Les larmes perlent. Elle supporte d'autant plus mal la séparation que son mari est un véritable tyran. Dès qu'elle a deux minutes de retard, il téléphone pour savoir où est sa femme et lui fait des scènes épouvantables.

Le verre vidé, je redescends, les joues rouges et la bouche en feu, dans mon bureau. Cet après-midi est consacré aux commandes de pharmacie. Auparavant, il faut que je règle un conflit entre deux infirmières des soins intensifs, à la suite de la réprimande du réanimateur pour la modification d'une perfusion qui n'a pas été effectuée.

— C'est elle qui ne fait pas son boulot. Y en a assez de se faire engueuler à sa place.

— Si je n'ai pas rajouté de potassium dans la perf, c'est parce que ce n'était pas prescrit.

Pour couper court à cette polémique et régler leur mésentente, je suggère de les changer de service.

— Réfléchissez-y, on en reparle demain.

Bip-bip... « On vous demande au bloc opératoire. » Le chirurgien — qui n'est pas mon copain — m'attend à la porte d'un air exaspéré.

— Trouvez les coordonnées du mari de la femme que je viens d'opérer, elle a fait un arrêt sur table. Elle est morte.

— Je vous les amène tout de suite.

— Appelez vous-même, j'ai un rendez-vous à l'extérieur, je suis pressé, ajoute-t-il en se dirigeant déjà vers le vestiaire.

— Mais qu'est-ce que je lui dis ?

— Qu'elle n'a pas supporté l'intervention et qu'elle est au plus mal.

— Et quand il arrivera ?

Je lui emboîte le pas pour entendre sa réponse. Haussant les épaules :

— Peuh !... qu'elle vient juste de mourir.

A la fois furieuse de la corvée et angoissée à l'idée de la réaction de cet homme qui ne s'attend pas à une pareille nouvelle, je répète tout haut ce que je vais lui dire. Je tremble tellement que je m'y reprends à quatre fois pour composer son numéro. Au téléphone une voix révoltée et paniquée me soûle de questions. Vingt minutes plus tard il est là, assis en face de moi, effondré, les yeux rouges, complètement anesthésié par la douleur.

— Je veux la voir.

Je l'accompagne en salle d'opération.

— Elle est froide, s'écrit-il indigné.

Pendant plus d'une heure, les médecins ont pratiqué le massage cardiaque.

— Où est le Dr Boyer ?

Sachant que Mme Boyer est très malade depuis des mois, je n'hésite pas à lui répondre :

— Il a été appelé d'urgence auprès de sa femme qui est au plus mal.

Comme je serai sa seule interlocutrice, il me redemandera dix fois ce qui s'est passé et finira par rentrer chez lui. Le lendemain il sera là avec un ami. Menaçant, il exigera de voir le chirurgien qui passera un mauvais quart d'heure.

Le « bip » dans ma poche ne cesse de sonner. Je n'ai pas une minute de paix. Parfois je me demande pourquoi j'ai un bureau, je n'y suis jamais. Chez moi, il n'est pas rare que l'on me réclame pour régler encore un problème. J'ai décidé de louer une maison à la campagne pour le week-end, on me laissera tranquille. Mon salaire de surveillante générale me permet cet extra.

Ce soir, je suis invitée chez des amis qui reviennent d'un voyage au Népal, ça va me changer un peu les idées. La soirée se prolonge au son du flamenco. Les filles dansent encouragées par les garçons enivrés qui frappent dans leurs mains. C'est à deux heures du matin que le guitariste, les doigts rougis par le pincement des cordes, abandonne son instrument. « On va avoir des ennuis avec les voisins », nous dit-il le verre à la main. On se quitte, chacun rentre chez soi, moi je passe par la clinique.

Un tour dans les étages, puis aux soins intensifs à l'autre bout du bâtiment. Dans la pénombre, je ne vois pas l'infirmière. Elle est sans doute occupée dans les boxes des malades. Je la cherche. Personne. Après une fouille digne d'un véritable jeu de cache-cache, je la découvre dans l'office, la porte close. Ronflant comme une bienheureuse, sur un relax, le drap et la couverture tirés jusqu'au menton, la blouse posée à proximité, l'aiguille de la sonnerie du réveil sur six heures, elle ne m'entend pas venir. Je la secoue.

— Qu'est-ce qui se passe ? sursaute-t-elle.

Paniquée, elle bondit de son lit, ne retrouve pas tout de suite ses esprits puis s'excuse :

— Mon gosse a pleuré toute la nuit dernière, il fait ses dents. Je n'ai pas fermé l'œil.

Assise sur le bord du lit pliant, les yeux rivés au sol, elle passe une main dans les cheveux et pleure :

— Je suis crevée. Je n'en peux plus.

Ce matin, révolution dans la clinique. La direction a installé une pointeuse. Une idée « géniale » qui exaspère un peu plus le personnel.

— Très bien, dit une infirmière, j'exige dorénavant qu'on me paye chaque minute effectuée en plus de mes huit heures.

— Je refuse de pointer par principe, gueule une autre.

— On n'a qu'à pointer à n'importe quel moment de la journée, propose une aide soignante, ils ne s'y retrouveront pas.

Tout était prévu sauf une personne supplémentaire

pour contrôler les cartes de pointage. Le surcroît de travail du service de comptabilité et les différentes pannes mécaniques de cette machine — à croire qu'ils l'avaient achetée au rabais — font capituler la direction.

Si on effectue des économies d'un côté, on n'hésite pas à dépenser d'un autre. Les chirurgiens organisent un ball-trap pour les confrères qui leur adressent des malades. A ma grande surprise, je suis également invitée. Apprenant qu'aucun autre membre du personnel soignant n'est convié, je décline l'invitation. Mme Lemaire ne le voit pas de cet œil : « En tant que surveillante générale, vous devez être présente. »

Au jour J, je me retrouve donc dans la cohorte des médecins venus avec femme, enfants, grand-père, grand-mère... Je comprends alors pourquoi ma présence était indispensable. Mme Lemaire ne peut assurer seule le rôle de maîtresse de maison. Elle m'invite à plonger les glaçons dans les différents cocktails et à passer les assiettes d'amuse-gueules. Pendant ce temps, l'assistance se goinfre et pérore.

De quoi parle-t-on ? Du seul souci qui les obsède : le fric. Où le placer ? Comment le dépenser ? Parfois, ils s'en éloignent, pour critiquer, la bouche pleine, un confrère absent ou se moquer d'un malade. Les conjointes, pour la plupart femmes au foyer, échangent l'adresse du coiffeur contre celle du bottier après avoir remis en cause l'école publique et fait le constat de la mauvaise éducation de leurs chers bambins.

Lorsque tous les invités ont repris deux fois du saumon frais et du gigot d'agneau, arrosés de bonnes rasades de chablis et de vosne-romanée et qu'ils commencent à perdre leur lucidité, on annonce l'attraction de la journée : le tir aux pigeons. Je m'éclipse en murmurant pour moi seule : « Comment vont-ils tirer droit avec un coup dans l'aile ? » Le lendemain, Mme Lemaire, qui avait dû tout ranger seule, me fait des remarques amères sur mon attitude de la veille. Je comprends que je ne participerai plus aux festivités de l'établissement. Une bonne nouvelle.

L'ouverture d'un nouvel hôpital dans la région me donne des envies de changement. Le privé, j'en ai par-dessus la tête. Pourquoi ne pas retourner dans le service public ? A l'annonce de mon départ, plus de la moitié des infirmières posent leur candidature à l'hôpital. Même Raymonde se laisse porter par l'immigration générale. Grâce à la promotion professionnelle elle est aujourd'hui surveillante.

Mes trois années dans cette clinique furent couronnées par une fête fabuleuse organisée par le personnel. A 13 heures, l'ambiance est au délire, autour d'un repas antillais largement arrosé de planteur. Ils sont tous là : l'infirmière, l'aide soignante, la femme de ménage, le brancardier et l'agent de cuisine. Pas un seul médecin. Les quelques curieux qui pointent leur nez sont durement éconduits. Je m'étonne de cette réaction. J'apprends qu'ils ont refusé de participer financièrement parce que l'un n'aime pas la bouffe antillaise, que l'autre a d'énormes frais actuellement avec ses deux enfants qui partent aux sports d'hiver et le changement de sa BMW...

Avec des médecins aussi misérables, cette clinique a peu d'avenir. Je la quitte.

CHAPITRE 7

Un nouveau style d'hôpital

Un matin d'octobre 1982, les infirmières, blouse blanche à rayures bleues et manches courtes, badge nominal avec photo d'identité, accueillent leurs premiers patients. L'hôpital ouvre ses portes. Une jeune femme paraplégique, opérée d'une fracture du poignet vient de remonter du bloc. Elle sonne.

— Je voudrais faire pipi.

Une aide soignante, blouse blanche à rayures orange, affolée débarque dans mon bureau :

— On n'a pas de bassin, dans quoi fait-on pisser les malades qui ne peuvent pas se lever ?

Bonne question ! Tout le matériel est là... enfin presque. L'établissement voisin nous dépannera le temps de recevoir la commande.

Des champs à perte de vue, l'autoroute à proximité, l'hôpital de céramique brune se dresse dans le ciel nuageux de la région parisienne. Pas question de l'atteindre sans bottes si on ne vient pas en voiture. Je suis embauchée comme surveillante en chirurgie générale. Durant deux mois, dans un hôpital sans malades, nous étions une vingtaine — médecins, administratifs, soignants — à préparer l'ouverture : embauche du personnel, commandes de matériel, création de moyens de communications entre les unités, mise en place d'une nouvelle structure — unique en France — favorisant le dialogue et la concertation et ayant pour objectif de faciliter l'organisation et la coordination des soins... Un travail colossal qui promettait une véritable participation des soignants. Le compte à rebours nous a donné quelques frayeurs. Qu'avions-nous oublié ? A quelles difficultés allions-nous être confrontés ? Les appareils d'urgence allaient-ils bien fonctionner ?

Les infirmières, en poste depuis quinze jours, ont fait le tour du propriétaire. Elles connaissent les coins et les recoins de l'unité. Moins de cinq jours ont suffi pour que le service affiche complet. Comme chaque matin, je passe voir les malades. Je retrouve le plaisir du contact :

— Madame, avez-vous fait du vol à voile, m'interroge un monsieur de quatre-vingt-deux ans entré pour une plaie au visage à la suite d'une chute lors d'un malaise.

Surprise par sa question, je lui demande de répéter. J'ai sûrement mal compris.

— Ah ! Vous loupez quelque chose, insiste-t-il.

— Je n'en doute pas.

— Vous n'imaginez pas l'impression que l'on ressent avec des ailes sur le dos. Et le silence... seuls les froufrous de la voilure vous rappellent à la réalité. Le paysage est tellement merveilleux vu d'en haut que vous en oubliez que vous volez. Oh ! Il faut connaître ça avant de mourir.

Je lui promets d'essayer. Puis il m'interroge :

— Le médecin passe aujourd'hui ?

— En fin de matinée, monsieur Michel.

— Je me sens bien maintenant, j'aimerais retourner à la maison.

Je me dirige vers la chambre suivante où est hospitalisée la jeune femme paraplégique. Elle a vingt-huit ans et se déplace en chaise roulante avec une dextérité étonnante malgré son poignet dans le plâtre.

— Bonjour madame !

— Bonjour !

Finissant de brosser sa longue chevelure ondulée, colorée au henné, elle me demande d'un ton excédé :

— Vous pensez que je vais bientôt m'en aller ? Mon mari ne s'en sort plus avec le petit.

En lisant son dossier j'ai appris qu'elle était paralysée à la suite d'une défenestration. On ne sait pas pourquoi ; je n'ose le lui demander. Depuis, elle se drogue. Elle a beaucoup d'allure avec sa coiffure sauvage qui entoure un visage d'une rare finesse. Ses yeux clairs, pétillants d'intelligence, reflètent pourtant toute la misère du monde. Je prolonge la discussion :

— Pourquoi ne cherchez-vous pas un job ? Votre enfant va à l'école, vous devez vous ennuyer toute la journée seule à la maison.

— Je voulais être danseuse. Pendant plus de dix ans j'ai pris des cours plusieurs fois par semaine. Dans l'état où je suis aujourd'hui je dois définitivement y renoncer. C'est dur... Et puis les offres qu'on me fait sont toujours des activités bénévoles.

— C'est mieux que rien, pour commencer. Vous allez rencontrer des gens, ça peut déboucher sur quelque chose d'intéressant.

— La mairie de ma commune me propose de donner

des cours d'alphabétisation aux enfants arabes qui ont des difficultés scolaires.

— C'est une bonne idée ! Aider ceux de son pays.

— Vous savez, je suis berbère. Les Arabes ne nous aiment pas beaucoup.

Elle attrape son paquet de Lucky Strike et son briquet, sort derrière moi de la chambre pour aller fumer dans la salle de repos des malades.

Mon tour terminé, c'est déjà l'heure de la visite. En chirurgie, les chefs passent régulièrement après leur journée opératoire ; on apprend que M. X sort aujourd'hui avec un rendez-vous de consultation dans un mois, Mme Y est opérée demain, la gastrectomie du matin passera la nuit en réanimation... Les infirmières font le point sur les traitements des malades en se faisant préciser éventuellement les prescriptions des internes. Depuis quelques années, les étudiants en médecine fuient la chirurgie. Trop de contraintes, pas de place, salaire en baisse, paraît-il... Alors ce sont des médecins étrangers (libanais, syriens, marocains...) qui occupent les postes vacants des hôpitaux de la périphérie de Paris et de province. Non sans quelques problèmes lorsqu'ils ne parlent et n'écrivent pas bien le français. Le principal est qu'ils opèrent bien, il est vrai !

En milieu d'après-midi, avec deux infirmières nous allons acheter des posters pour égayer l'unité. Photos et peintures de femmes ainsi que des reproductions de Toulouse Lautrec plutôt que les paysages de rêve que l'on retrouve dans tous les dispensaires. Peint de couleurs vives — murs des couloirs vert pomme, chambres jaune d'or, portes marron foncé... —, décoré avec audace, l'hôpital a servi de décor au tournage de films. Notamment *Paradis pour tous* avec Patrick Dewaere.

Ce matin, l'infirmière me demande mon avis sur le pansement de M. Mohammed. Il a une artérite des membres supérieurs qui se traduit par la nécrose des extrémités des doigts. Le chirurgien a amputé la première phalange de l'index gauche. M. Mohammed est turc, a trente-six ans et parle mal le français. Réfugié politique, il a laissé au pays femme et enfants et il ne peut y retourner sous peine de se faire emprisonner, ou même pire. Il se languit de sa famille. Le seul traitement à sa maladie est l'arrêt définitif du tabac. Il a parfaitement compris mais ne peut s'empêcher de s'intoxiquer et mes efforts s'avèrent vains, face à son comportement suicidaire.

— Votre doigt est cicatrisé, vous allez bientôt nous quitter.

Je vois à sa tête que la nouvelle ne le réjouit pas. Sortir signifie pour lui rejoindre le foyer d'émigrés.

— Déjà ? Tout le monde est si gentil ici.

Pas le temps de lui répondre, le téléphone sonne. Je me précipite. Ce sont les admissions.

— M. André est bien chez vous ?

— Il est monté de réanimation hier soir.

— Il n'est pas en règle administrativement, vous pouvez voir avec la famille et nous tenir au courant ?

— D'accord.

Hospitalisé à la suite d'une hémorragie digestive, M. André est fatigué. Il a soixante-huit ans, une chevelure grise encore fournie, un visage aux traits réguliers, des yeux verts. Jeune, il devait être beau gosse.

— Est-ce que votre femme vient aujourd'hui ?

— Vers 15 heures.

— Il faut qu'elle passe aux admissions régler un problème de paperasserie.

— C'est parce que je n'ai pas de mutuelle ?

— Quel était votre métier, monsieur André ?

— Architecte de cinéma.

— Ça consiste en quoi ?

— A penser et à créer les décors d'un film.

— Avec quels metteurs en scène avez-vous travaillé ?

— Ils sont nombreux, mais surtout avec Orson Welles.

Comme je lui pose des tas de questions sur les acteurs qu'il a côtoyés, il me promet de me montrer toutes les photos qu'il possède.

Je croise notre jeune handicapée dans le couloir. Elle est secouée de tremblements sur son fauteuil roulant.

— Il faut que je sorte cet après-midi, essaye-t-elle de me dire.

Elle claque des dents et son visage est perlé de gouttes de sueur.

— La radio de contrôle de votre poignet n'est pas bonne. Ce n'est pas prudent. Et puis vous avez l'air fatigué, vous ne voulez pas vous reposer un peu ?

Elle hoche la tête de droite à gauche, insiste puis s'énerve.

— Je signerai ma pancarte.

Elle est en manque. J'essaie de la calmer.

— Qu'est-ce qui se passe ?

Son corps s'agite de plus belle.

— Je me sens pas bien, j'ai mal partout.

— Vous vous droguez toujours ?

— Non... Euh, ouais de temps en temps.

— Je vais demander à l'interne qu'il vous prescrive un calmant, d'accord ?

— Quelque chose de fort sinon ça me fait rien.

Justement il remonte du bloc pour faire la visite.

Le problème réglé, je retourne dans mon bureau prendre les documents nécessaires à une réunion. Comme tous les mois, les cadres infirmiers de l'établissement se rassemblent dans une grande salle assombrie par des stores vénitiens où le seul élément de décoration est une carte de France indiquant le lieu des établissements de soins sur tout le territoire. Une odeur de tabac froid empeste. Tout le monde a pris place derrière une immense table ovale, face à un sous-main, sur lequel est posé un micro. La directrice préside aux côtés de l'infirmier général. Elle ouvre la séance par la présentation du budget, énumère, tableaux à l'appui, des séries de chiffres, des dizaines de millions par-ci, des dizaines de millions par-là. Ces sommes nous dépassent, noient un auditoire qui, ayant reçu les documents le matin même, n'a pas eu le temps d'en prendre connaissance.

Comme il n'y a pas de question à la fin de l'exposé, la directrice continue sur le même ton :

— Nous passons notre temps à commander des petites cuillères, il faut trouver une solution à ce problème qui finit par coûter cher. Surveillez avec plus de rigueur vos dotations.

— Quel est le prix d'une petite cuillère ? me demande ma voisine.

— Les malades les emportent, on ne va pas les fouiller à la sortie, intervient une autre.

— Même les urinaux disparaissent, renchérit sa collègue.

Une surveillante de médecine aborde les problèmes de personnel.

— Il manque deux infirmières dans mon unité, la sécurité des malades n'est pas assurée actuellement. Quand pensez-vous les embaucher ?

— C'est vrai, nous avons des difficultés de recrutement mais les plannings ne sont pas toujours bien établis, fait remarquer l'infirmier général.

Après trois heures d'informations diverses et surtout de rappels à l'ordre à destination des cadres, je remonte dans mon unité me coltiner avec la réalité : une famille à qui je dois expliquer la fin proche d'un des leurs. Je rappelle aux infirmières que M. Durand est hospitalisé dans l'unité, pour trois jours, le temps de sa chimiothérapie. Âgé de trente ans, il a créé une entreprise de maintenance en matériel informatique, en Touraine. Il souffre d'un cancer du foie et se fait suivre par des spécialistes de la région parisienne. Il connaît l'évolution de sa maladie, est parfaitement au courant de ses résultats d'examens et du traitement à observer.

— Comme à l'accoutumée, il arrivera vers minuit et demi, par le dernier train, n'oubliez pas de prévenir les urgences pour qu'on le laisse entrer.

Déjà 18 heures, je pars en trombe récupérer ma fille cadette à la garderie. Au volant de ma vieille Renault 5, je pense aux problèmes que je dois encore régler : téléphoner ce soir dans le service à l'infirmière de nuit pour lui demander de décaler ses vacances et tenter d'amadouer l'aide soignante qui, à la suite d'une dispute avec un de ses collègues, refuse de laver les carafes d'eau. Et puis, qu'est-ce que je vais faire à manger ce soir ?

8 h 30. L'odeur du café parvient à dominer celle de merde et de pisse. Je pose mes affaires dans une pièce dont la porte s'orne de l'inscription : « Surveillante ». Spacieuse, claire, orientée plein sud, elle est vitrée côté couloir et permet de s'isoler pour travailler sans être coupé de la vie de l'unité. Une bibliothèque en bois peinte en noir fait face à un bureau métallique bordeau sur lequel est posé un téléphone blanc, un pot à crayons en plastique vert contenant trois punaises, un élastique et un Bic, et un vase peint de couleurs vives, d'où jaillit une rose rouge. Sur les murs sont accrochés des posters signalant des expositions de peintures à l'huile, d'aquarelles et des festivités comme le carnaval de Venise. Dans un coin, près d'un meuble bas où est entreposée la réserve de café, l'appareil à électrocardiogrammes attend.

Une élève infirmière se présente au poste infirmier : « Je suis là pour trois semaines et serai évaluée sur une épreuve pratique en fin de stage. » Elle part découvrir le service avec l'infirmière qui l'encadrera. Je croise les aides soignantes qui distribuent les petits déjeuners présentés sur des plateaux, rangés les uns en dessous des autres sur les clayettes d'une petite armoire roulante.

Après un « bonjour ! pas de problème ? » aux personnes de l'équipe, une des infirmières m'arrête :

— On a eu une entrée hier soir. Une vieille femme

trouée d'escarres, que le service des urgences nous a adressée pour suspicion d'occlusion.

— Elle vivait chez elle ?

— Elle vient d'une maison de retraite, j'en ferai pas la pub.

— C'est madame... ?

— Laurent.

Je m'oblige à retenir le nom des patients pour ne pas parler du 13 ou de la 26.

— Je passerai la voir dans un instant.

Au calme, dans mon bureau, je me plonge dans le planning que vient de me remettre l'équipe soignante. Je dois le boucler pour le faire parvenir aujourd'hui à l'infirmier général.

Le roulement de travail du personnel est un élément important dans le bon fonctionnement d'un service. Les nombreuses contraintes — présence le dimanche, les jours fériés, sur vingt-quatre heures —, si elles sont imposées sans consultation préalable des agents, sont mal vécues et débouchent souvent sur des arrêts de travail. L'absentéisme dépasse les 10 % en moyenne dans les hôpitaux. Chaque mois, je demande à l'équipe de me faire une proposition qui tienne compte du nombre impératif de personnes présentes à tous moments de la journée et de leurs souhaits. En général, après deux, trois heures de casse-tête chinois, le planning tourne et je suis presque arrivée à contenter tout le monde. Ce serait parfait si on ne le modifiait pas régulièrement pour compenser une absence non remplacée, une maladie imprévue...

Tiens voilà M. Michel. Il a troqué son pyjama pour

un pantalon gris et une veste en tweed. Il entre dans le bureau.

— Je ne vous dérange pas, je peux m'asseoir ?

— Je vous en prie.

— Je sors cet après-midi et j'aimerais que vous m'appeliez un taxi.

— Pas de problème.

— Croyez-vous que je puisse avoir d'autres malaises ?

— Pas obligatoirement.

— Quand je pense à tout ce que j'ai fait dans ma vie, et en arriver là... Madame, dans les années 30, j'étais affecté dans le service aéropostal aux côtés de Saint-Exupéry. Si vous saviez comme le règlement était draconien. Tous départs retardés pour un cas de force majeur, comme la brume par exemple, c'était la prime d'exactitude qui sautait. Si un appareil était endommagé, c'était la prime de non-casse qu'on perdait.

Ce qu'il me raconte je l'ai lu dans *Vol de nuit* et entendu à maintes reprises au cinéma, je l'écoute en jetant un dernier coup d'œil sur mon planning.

— Et les cyclones, combien de fois j'ai cru que j'y restais. Un jour j'ai été pris dans une vraie tornade. Là je me suis dit : Michel, t'es cuit. Les grêlons, de la grosseur d'œufs de pigeons, défonçaient complètement les ailes, la carlingue, et avaient fait éclater le pare-brise. Je dégringolais de dix mille à deux mille mètres d'altitude. Pour éviter les montagnes, j'avais passé la tête dehors pour y voir quelque chose. J'étais arc-bouté sur le tableau de bord pour maintenir le manche, tellement l'avion était emporté par la tourmente. J'ai réussi à me poser. Je m'étais déchiré les muscles du dos, en tirant de toutes mes forces sur les commandes. J'ai souffert d'atroces douleurs pendant plusieurs jours.

Mon aviateur héroïque se lève et s'excuse :

— Je vous embête avec mes histoires, pardonnez-moi de vous voler votre temps.

— Mais pas du tout, votre récit me passionne. Je vous appelle un taxi.

Je le regarde s'éloigner avec une certaine admiration.

Le téléphone sonne. C'est l'infirmière de nuit :

— Mon enfant a la rougeole, je ne peux pas venir ce soir.

Encore un problème !

Dans le couloir, je croise M. André, notre décorateur de cinéma. Il est allongé dans son lit, qu'un brancardier emmène en radiologie. Il me fait signe de m'avancer et me glisse dans l'oreille :

— J'ai les photos.

— OK, je passerai vous voir.

Il met un terme à notre conciliabule par un clin d'œil complice. L'infirmière vient me trouver pour que je constate l'ampleur des escarres de Mme Laurent.

— Elle a un trou à la place des fesses, on devine le sacrum, tout autour de l'érosion, la peau est noire. C'est dans un tel état de nécrose que je ne sais par quel bout commencer.

— Il faut l'avis des chirurgiens. Pour l'instant, découpe toutes les peaux mortes et nettoie du mieux que tu peux.

Un homme, l'air soucieux, m'attend debout à l'entrée de mon bureau.

— Je suis le fils de Mme Laurent.

— Je sors justement de sa chambre.

— Je voudrais profiter de son hospitalisation pour la changer de maison de retraite.

— Dans ce cas, il faut s'y prendre maintenant, les démarches prennent un temps fou.

— C'est pour ça que je suis venu rapidement. Il est hors de question que ma mère retourne dans ce mouroir. Non seulement les soins laissent à désirer mais le règlement est impitoyable. Le soir, madame, on oblige les pensionnaires à éteindre la lumière à 22 heures, ils ne peuvent même pas regarder le film à la télévision jusqu'au bout. En raison du manque de personnel, on les met au fauteuil le matin à partir de 6 h 30. L'autre jour, à midi, dans la salle à manger, un petit vieux a renversé son verre, qu'est-ce qu'il s'est fait disputer. On les corrige comme des gosses, c'est insupportable.

Il en a les larmes aux yeux.

— Je vais en parler à l'assistante sociale, laissez-moi vos coordonnées pour qu'elle vous contacte.

— Je vous remercie pour tout ce que vous faites pour ma mère.

— Il n'y a pas de quoi, c'est normal.

Le fils de Mme Laurent me tend la main avant de se retirer.

— Pourtant j'y ai mis le prix pour qu'elle entre dans cette maison, toute sa retraite d'enseignante y passe et je dois compléter chaque mois.

Cet homme de cinquante ans, le sommet du crâne dégarni, en costume de velours et sac en bandoulière sur l'épaule, quitte mon bureau en se confondant en excuses pour « le dérangement qu'il occasionne ». Cela change de la semaine dernière, où un petit-fils a fait un scandale dans le service et porté plainte parce que sa grand-mère était morte. En un mois et demi d'hospitalisation, il était venu la voir deux fois.

Je croise notre Tourangeau, M. Durand, dans le couloir, revenant de la radiologie.

— J'aimerais consulter mon dossier médical, pourriez-vous me le donner ?

— Vous l'avez demandé à votre médecin ?

— Il m'a dit que j'étais au courant de tout ce qu'il contenait et comme je risquais de ne pas comprendre le jargon médical, j'allais m'inquiéter.

— Vous pensez qu'on vous cache la vérité ?

— Pas exactement. Mais c'est de moi et de ma maladie qu'il s'agit, j'estime que j'ai le droit de consulter ce qui m'appartient. De toute façon, je sais où vous les rangez.

Sur ces paroles, M. Durand retourne dans sa chambre.

Il est midi, l'armoire chauffante transportant la nourriture arrive dans l'unité. Montée sur une « tortue », un robot auto-porteur, elle est téléguidée depuis la cuisine, évitant au personnel toute manutention.

C'est beau le progrès quand ça ne tombe pas en panne.

C'est vendredi, jour du poisson. La dernière trouvaille de la direction : présenter les plats des malades en barquettes hermétiques, comme dans les avions. Côté hygiène, c'est sûrement efficace mais côté pratique, zéro. Souvent le patient n'a pas la force d'ouvrir les boîtes en carton et nous passons un temps fou à nous casser les ongles dessus. Quant au goût, l'avis est unanime : c'est infect.

— T'as vu la viande, me montre une infirmière

essayant de la couper, c'est de la semelle et les légumes cuits à la vapeur n'ont plus de couleur.

— Et aucun goût, renchérit le malade qui les mange du bout des lèvres.

Les nombreuses réclamations des hospitalisés, sur plusieurs années, amèneront la direction à reconsidérer le problème. Que de dépenses évitées, si l'on avait demandé l'avis du personnel.

Tout à l'heure, réunion, au sujet de la répartition des tâches des techniciennes de surface — dénomination valorisante mais surtout démagogique pour parler des femmes de ménage. Les cadres infirmiers sont conviés pour avaliser les décisions du responsable des ressources humaines qui n'a pas tenu compte de leurs propositions. Quelle perte de temps !

Une femme de quarante-huit ans, Mme Martin, est hospitalisée depuis quinze jours dans l'unité. Opérée d'un cancer de l'utérus, il y a plus de trois ans, elle repasse dans le service, régulièrement, à chaque consultation, avec une charlotte aux fraises ou un framboisier ou une forêt noire, pour nous remercier de nos bons soins. Elle est pâtissière. Aujourd'hui elle revient avec des métastases partout. La maladie s'est généralisée. Son mari et ses enfants ne supportant plus ses souffrances, elle vient mourir ici. Des années après, lorsque je mange un de ces superbes gâteaux, je pense à elle.

Maigre, le corps et le visage blanchâtres, les veines bleues à fleur de peau, Mme Martin a une chevelure châtain foncé qui boucle dans le cou. Sur environ dix centimètres, la racine de ses cheveux est grise. Ça fait plus de trois mois qu'elle n'a pas vu un coiffeur. A part son alliance, elle ne porte pas de bijoux. Dans sa chambre, aucun objet personnel ne traîne sur la table de nuit comme si elle venait d'arriver en urgence, seul un paquet de mouchoirs en papier est posé au fond du tiroir à moitié ouvert. Marie, une jeune diplômée me confie :

— Il faut augmenter les calmants et les drogues pour l'endormir, elle se plaint en permanence de douleurs.

— Je sais, elle m'a suppliée d'accélérer ses perfusions et m'a murmuré : Aidez-moi à en finir, vite.

— Son haleine, sa peau dégagent une puanteur insoutenable, on a l'impression que son corps est déjà en pleine décomposition.

— Je vais en parler aux médecins.

La femme de ménage, blouse blanche à rayures vertes, vient à ma rencontre.

— Un ancien malade vous attend dans votre bureau.

A travers un énorme bouquet de roses rouges, j'aperçois le sourire moustachu de M. Mohammed, ravi de son effet. Il m'offre ses fleurs sans un mot. Un silence qui en dit long. Il me montre son doigt guéri. Je le félicite.

Je fais le point des lits disponibles pour prévenir les urgences de nos possibilités d'accueil dans l'unité. « M. André demande à te voir », me signale Marie qui vient de lui faire une prise de sang. Assis dans son lit, il a étalé toutes ses photos sur la couverture et me prie de prendre place dans son fauteuil. Sur chacune, apparaît le même type, genre Newman en brun. Je le reconnais sans difficulté car son visage n'a pas trop changé même si ses joues sont moins pleines. Ici, en discussion avec

Antony Perkins, souvent aux côtés d'Orson Welles, et là en compagnie de diverses actrices, toutes plus belles les unes que les autres. Chaque cliché lui rappelle une anecdote.

Tout à coup, il fixe une photo :

— Cette femme, qu'elle était belle... elle en pinçait drôlement pour moi. Elle jouait le rôle principal. Le tournage a duré six mois. Plusieurs fois, elle m'a envoyé un message pour me donner rendez-vous.

Il tourne la tête vers moi.

— J'étais jeune marié, amoureux fou de ma femme...

Après quelques minutes, il reprend :

— Nous étions tous descendus dans un hôtel, du genre « Grand Hôtel » de Cabourg, bâtisse majestueuse du début du siècle, avec des pièces immenses décorées de meubles d'époque et de grands balcons. Un jour, elle m'a invité à boire un verre sur sa terrasse. Je me souviens, elle portait une jupe blanche, longue, ouverte devant jusqu'à mi-cuisses, serrée à la taille avec une ceinture dorée ; un bustier noir lui moulait les seins. C'était au mois de mai je crois, le soir tombait, il faisait une douceur délicieuse. Sa chambre, une des plus belles, avec un lit à baldaquin, donnait sur un parc magnifique. Nous étions allongés sur des transats, tranquilles, à siroter un whisky, lorsque tout à coup elle s'est levée, pour me montrer un passereau. Comme je me penchais pour le voir, elle m'a passée son bras autour du cou puis m'a embrassé. On ne s'est plus quittés jusqu'à la fin du tournage. Elle n'a jamais si bien joué, le metteur en scène en était baba.

Pourquoi M. André se confie-t-il ainsi, à moi, qui pourrais être sa fille ? Au cours de ses différentes hospitalisations, il deviendra de plus en plus distant vis-à-vis de sa femme et de sa fille alors qu'il privilégiera ma compagnie.

J'abandonne M. André à sa nostalgie amoureuse pour recevoir la famille d'une malade sicilienne, Mme Rossi, vingt-huit ans, opérée il y a cinq jours d'une métastase au foie. Ils sont trois, accompagnés d'une hôtesse travaillant à l'accueil de l'hôpital qui comprend et parle l'italien.

— Pourquoi sa femme est-elle aussi fatiguée ? me questionne l'interprète de fortune. Son mari est inquiet, il débarque de l'aéroport.

Les cheveux d'ébène gominés, le costume noir, la cravate rouge et jaune sur la chemise rose, les souliers blancs, il ne manque que le Borsalino à M. Rossi pour avoir le look du *mafioso* sorti de sa Sicile natale.

— Elle ne mange pas beaucoup, elle n'aime pas la nourriture française.

— Est-ce que son mari peut lui apporter ce qu'elle aime ? poursuit la traductrice.

Sachant que l'intervention ne lui offre qu'un sursis, je lui donne toutes les permissions et promets de tenir compte de ses goûts pour la confection de ses repas à l'hôpital.

Ce jeune couple a un salon de coiffure à Palerme, qu'il a fermé pour venir en France. C'est un manque à gagner énorme. Mais pour eux, la médecine française est leur dernier espoir. La *mamma*, la sœur, le mari sont là pour se relayer au chevet de la malade, transgressant tous les règlements en vigueur.

Plusieurs fois, les infirmières de nuit retrouvent la *mamma* dormant dans le fauteuil et la sœur couchée tête-bêche dans le lit de la malade. De temps en temps, leur exubérance engendre des frictions avec l'équipe soignante.

— J'ai déjà dit : pas de visite le matin, me fait remarquer un des chirurgiens.

La famille ne veut rien entendre, il faut se battre pour qu'elle quitte la chambre au moment des soins.

Hier, une aide soignante a trouvé la *mamma* faisant cuire des spaghetti dans le cabinet de toilette.

— Il faut faire quelque chose, ils vont mettre le feu dans le service.

— Allô ! La chirurgie ? C'est le labo. On vient de recevoir une dizaine de tubes, ils arrivent trop tard, on ne pourra pas les traiter aujourd'hui.

— Impossible ! s'exclame l'infirmière, ce sont des malades difficiles à piquer, on leur pompe déjà tout leur sang, on ne va pas recommencer demain...

Je prends la communication.

— Passez-moi la surveillante. Je comprends ton problème mais en ce moment on a des malades très lourds, un boulot fou.

— Bon, je passe pour cette fois mais à l'avenir fais attention. Préviens l'équipe. Salut !

— En fait, m'explique Marie, Mme Martin a fait un malaise, elle nous a accaparés un long moment, ensuite on a complètement oublié de descendre les prélèvements.

Aujourd'hui, Mme Martin ne va pas bien. Elle déprime et sa tension chute par instants. J'accompagne les aides soignantes. Elles poussent leur chariot de linge en direction de sa chambre, sur lequel s'empilent des draps et des alèzes marqués du nom de l'établissement, des serviettes et des taies d'oreillers.

— Ça pue tellement, me dit l'une d'elles, qu'on ne peut plus entrer sans mettre de masque. Il faudra d'ailleurs en recommander.

Effectivement, il n'en reste plus que cinq, six au fond de la boîte juchée sur la pile de draps blancs.

— Elle est toujours consciente, reprend Roseline sa collègue. Ça doit être horrible de se voir pourrir dans son lit. Elle a des escarres partout, aux fesses, aux talons, aux coudes... elle n'a plus que la peau sur les os. Hier, pendant sa toilette, de grosses larmes roulaient sur ses joues. J'en étais toute retournée.

Pourtant Roseline en a vu d'autres depuis quinze ans.

L'infirmière qui s'occupe d'elle nous rejoint.

— Les drogues ne suffisent toujours pas, elle reste parfaitement lucide. Je ne supporte plus son regard.

J'entre dans la chambre :

— Bonjour madame Martin, je vous prends la tension.

Elle a 10/6, son cœur tient le coup. Je laisse les aides soignantes faire sa toilette et promets à l'infirmière de demander aux médecins d'augmenter encore les doses de tranquillisants et de morphine.

Je retourne m'isoler dans mon bureau, la gorge serrée. Derrière la vitre, dehors, la vie continue. Pas le temps d'avoir des états d'âme, le téléphone sonne.

— Je suis la monitrice de l'élève actuellement en stage dans votre service. Je viendrai l'évaluer mercredi matin. A bientôt !

M. Durand vient m'annoncer sa sortie pour demain.

— J'ai le feu vert du médecin, et en plus mes résultats d'examens sont bons. (Il me fait un clin d'œil.) Je les ai vérifiés la nuit dernière.

— Je suis très contente pour vous.

— Je dois revenir dans trois mois.

Je regarde partir ce jeune type, dans la fleur de l'âge, ragaillardi et l'admire pour son courage.

On vient me chercher pour participer à la réunion mensuelle à laquelle des médecins, des surveillantes, des infirmières, des aides soignantes et des secrétaires médicales représentant plusieurs unités se retrouvent pour traiter des problèmes courants : la formation, le plan d'équipement, les possibilités de remplacement du personnel, l'informatisation des unités... Tout ce qui a trait directement ou indirectement à la qualité des soins dispensés aux malades.

Assises autour d'une table, dans la salle de réunions de l'unité de médecine, une douzaine de personnes discutent de toutes ces questions. L'organisation des soins des malades est au centre des débats : « Il faut plus de matelas anti-escarres », intervient une aide soignante. Ensuite, le personnel s'exprime sur un sujet particulièrement brûlant : la notation.

— Nous ne sommes plus des gamins pour être notés, lance une infirmière qui se bat depuis onze ans avec la vie et la mort des malades.

— Le plus insensé, continue une aide soignante, est que la note définitive soit attribuée par la directrice. Personnellement je ne l'ai jamais vue. Comment peut-elle me juger ?

Une surveillante qui n'entend pas se mettre mal avec la direction de l'hôpital intervient :

— La note est obligatoire, c'est réglementaire.

— En suivant les textes à la lettre on n'évoluera jamais, reprend l'aide soignante.

Après un tour de table où chacun donne son avis, un des médecins propose pour clore la polémique :

— Demandons à tout le personnel de s'exprimer.

Un mois après, l'enquête montrera que les unités se détermineront en fonction de l'opinion de leur surveillante dont le rôle essentiel est de transmettre l'information et de favoriser le dynamisme de l'équipe. Pas facile de s'affranchir !

Ces réunions de concertation — une originalité de cet hôpital — se prolongeront pendant huit ans puis tomberont en désuétude pour être finalement abandonnées. Ce fonctionnement démocratique dérangeait certains médecins, la direction, des cadres infirmiers. Quant au ministère, qui ne sut apporter aucun élément de réponse à la demande de dialogue exprimée par le mouvement infirmier de l'automne 1988, il ne soutiendra pas plus cette expérience dont il fut à l'origine. Comment dans de telles conditions les soignants peuvent-ils croire à l'efficacité de leur participation à ce genre de structure leur donnant la parole ? Il est sans doute plus facile d'obéir et de subir que de se creuser la tête pour faire des propositions qui ne sont pas suivies d'effets. D'une grande mobilité au sein de l'établissement, les infirmières et les aides soignantes ne se battront pas pour maintenir ce mode de fonctionnement. Lassées par l'absence de toute réforme concrète, elles troqueront de nouveau les prises de décision collégiales pour l'autorité du patron ou de l'administration. Tout un programme.

Après cette réunion, je rejoins les infirmières de l'équipe d'après-midi qui viennent de prendre la relève. Elles sont effondrées.

— J'ai peur d'entrer seule dans la chambre de Mme Martin, gémit Marie.

— J'en rêve la nuit, poursuit sa collègue.

En les écoutant, je me revois des années en arrière, novice, redoutant de me trouver nez à nez avec un moribond, sûre que chaque être humain refuse, au dernier moment, de mourir et se débat pour vaincre la mort. Je me souviens parfaitement de cette malade que j'ai vue s'éteindre, une vieille femme que j'avais soignée plusieurs semaines. Le dernier matin, elle a tourné la tête vers moi, a redressé le buste comme si elle voulait reprendre sa respiration, a ouvert la bouche. J'ai eu l'impression qu'elle voulait me dire quelque chose, puis elle s'est figée brusquement, le menton tombant sur la poitrine. J'ai pris conscience, ce jour-là, que la mort pouvait être douce aussi, contrairement à ce qu'on écrit ou ce qu'on dit. J'avais vingt ans et moins peur de la mort.

Devant la chambre de Mme Martin, le chirurgien m'interroge :

— Alors, où en est-on ? Toujours là ? Accélérez le débit et augmentez les drogues.

— Nous n'avons pas de prescriptions.

— Voyez avec l'anesthésiste.

— C'est déjà fait mais il n'a rien modifié.

Haussant les épaules, en route vers la prochaine chambre, il marmonne :

— Faites ce qu'il faut.

Je ressens un drôle de malaise. La chirurgie ne peut

plus rien, la médecine est impuissante, c'est à nous infirmières de prendre le relais et « de faire ce qu'il faut » ? Marie, qui doit changer les perfusions de Mme Martin, est toute retournée :

— Viens avec moi.

Je l'accompagne. A l'entrée de la chambre, elle se met à pleurer :

— Je craque.

Je m'empare du flacon et le branche. Le regard désespéré de la mourante suit mes gestes :

— Avez-vous besoin de quelque chose ?

— En finir.

Ne sachant quoi répondre, je lui remonte ses couvertures et redresse les oreillers. En sortant de sa chambre, je rencontre sa sœur qui m'aborde d'un ton agressif :

— Madame, c'est honteux de laisser souffrir pareillement les malades condamnés, on est bien plus humain avec les bêtes, on les pique.

Comprenant parfaitement sa révolte, j'essaie de la calmer.

— Les perfusions vont l'endormir peu à peu.

— Ça fait plus d'une semaine qu'on me le répète et elle est toujours consciente.

Les chirurgiens ne s'intéressent pas au cas désespéré de cette femme, les infirmières sont à bout, j'affronte seule les derniers moments de Mme Martin.

A l'hôpital, les surveillantes responsables d'une unité effectuent de temps en temps des gardes pour remplacer leurs collègues de nuit en vacances. Elles règlent les problèmes administratifs. Comme les médecins, elles sont sur place[1]. Contrairement à la clinique, c'est moins stressant. Il y a plus de monde, les infirmières sont moins livrées à elles-mêmes.

Ce soir, 24 décembre, Michèle et Joëlle, les deux infirmières, et Savize, l'aide soignante de l'étage — deux unités de soixante lits — où je travaille, arrivent chargées de sacs à provisions : nous aussi, nous avons bien l'intention de faire la fête.

Les infirmières d'après-midi, pressées de rejoindre leurs convives, font rapidement les transmissions. De mon côté, je passe dans tous les services de l'établissement, pour vérifier que tout le monde est à son poste. Une absence en gynécologie. J'organise un remplacement de fortune, en déplaçant un agent d'un secteur peu chargé de malades. C'est sur un « bon courage et bonnes fêtes » que je quitte chaque équipe.

En réanimation, la table est mise, ici aussi un réveillon se prépare entre deux soins. Les services d'hospitalisation se sont partiellement vidés de leurs occupants, laissant la place essentiellement aux personnes âgées et aux grabataires.

Michèle m'a fait bipper :

— C'est prêt ! On t'attend.

— Je monte dès que j'ai terminé mon tour et réglé quelques problèmes.

Il est minuit, les urgences se vident. Dans deux, trois heures, ce sera à nouveau l'affluence.

Une vieille femme arrive sur un brancard, son chien

1. Pour tout le monde, à l'hôpital, les nuits sont payées en plus — gardes avec un lit, pour les médecins ; astreintes à domicile, pour les administratifs — sauf pour le personnel soignant qui est royalement augmenté de 6 francs de l'heure pour rester debout toute la nuit.

sur les genoux, accompagnée par les pompiers. Elle est tombée et s'est fracturée une jambe. Vivant seule, elle a refusé de laisser sa petite bête à son domicile. Attendant son tour dans une salle d'urgences, elle hèle la première personne qui passe à sa portée :

— Mademoiselle, il faut sortir ma Pépette, elle n'a pas fait ses besoins depuis ce matin.

Elle ne pourra pas monter dans les étages avec son animal, que va-t-on en faire ?

Joëlle termine ses injections. Michèle et Savize s'affairent en salle de détente. Sur la table recouverte d'une nappe en papier blanc à dessins dorés, des plats protégés par du papier aluminium, une bouteille de champagne, des assiettes et des verres. Au centre, une bougie ronde, bleue, attend. Dans un coin de la pièce, une radiocassette émet « One Love » de Bob Marley.

— Tout ce petit monde semble s'endormir sans problèmes, nous annonce Joëlle satisfaite, se balançant au rythme du reggae.

Un coup de sonnette.

— Ah ! ça commence, bougonne Savize.

Elle revient au bout d'un petit moment.

— Jo ! c'est M. Dufour, je le trouve cyanosé.

— Je vais lui augmenter son oxygène et lui poser une perf.

Je l'accompagne au chevet du patient.

La nuit, tout est amplifié. Un malade qui ne va pas bien devient rapidement une urgence. Le problème est de savoir à partir de quel moment on doit déranger le médecin.

— Je préviens l'interne de garde, j'aimerais qu'il le voit.

Pas question de se démoraliser pour autant, je débouche le champagne.

— Allez, on va se remonter le moral.

Joëlle arrive.

— L'interne va-t-il monter ?

— Quand il aura fini de voir ses urgences.

— On peut commencer le saumon, propose Savize.

Chacune notre tour, nous racontons notre fête de Noël avec nos enfants, un jour avant tout le monde. Joëlle mime son fils de quatre ans :

— « Maman, pourquoi Noël c'est aujourd'hui ? » — « Parce que cette année, on l'a avancé d'un jour. »

Nous sourions de la boutade. Michèle se frotte les mains.

— Je loupe cette fête, mais pour le 31, j'ai bien l'intention de me rattraper.

La porte de l'ascenseur claque. Un garçon en blouse blanche, à la face rondouillarde, les cheveux en épis dressés en tous sens, se dirige vers nous.

— Où se trouve le malade qui pose des problèmes ?

Joëlle se lève et accompagne l'interne. J'aide Savize à rincer les assiettes pendant que Michèle déballe la dinde en gelée et la dispose dans un plat. Savize est iranienne. Sage-femme à Téhéran, elle s'est battue pour l'émancipation des femmes de son pays. A l'arrivée de Khomeiny au pouvoir, elle a dû venir s'installer en France comme réfugiée politique. Dix ans après, elle ne peut toujours pas retourner voir sa famille. Elle risque la pendaison.

— Ça rigole pas là-bas, me dit-elle avec un fort accent. Je suis inquiète, je n'ai pas de nouvelles depuis quatre mois. Mes parents vieillissent.

En Perse, Savize est la déesse de la bonne humeur. Prénom qui lui va comme un gant, elle est toujours souriante et boute-en-train.

Issue d'une grande famille bourgeoise, elle nous distribue des pistaches venues des terres familiales et nous raconte que, dans les années 70, elle venait fréquemment à Paris faire ses courses. Vingt ans après, les choses ont bien changé pour elle. Elle me questionne sur mes origines. Mon père, employé à la SNCF, avait des revenus modestes. Ma mère lui coupait ses chemises et nous habillait des pieds à la tête. Elle a renoncé à son métier pour élever ses cinq gosses. Pour nous offrir chaque année des vacances, le soir après leur journée de travail tous les deux se remettaient au boulot. Ma mère tapait à la machine à écrire et mon père participait à des réunions. Engagés dans la vie associative, ils étaient mandatés pour faire réaliser les décisions d'assemblées de copropriétaires d'immeuble. Ces responsabilités les amenaient à être dérangés en pleine nuit pour une fuite d'eau ou un incendie, harcelés à longueur de temps à cause des mauvais payeurs et à perdre leur santé pour une poignée de cerises.

Joëlle et l'interne nous rejoignent.

— Si le malade s'aggrave, il faudra le descendre en réanimation, me dit-il.

— Tu veux une goutte de champagne ? lui propose Michèle.

— Merci, c'est sympa.

Il vide son verre en quelques secondes et le pose.

— Il faut que je retourne aux urgences. Ça n'arrête pas. Avant minuit, on reçoit tous ceux qui se retrouvent seuls et viennent pour parler, après ce seront les fêtards.

Attablées, toutes les quatre, nous entamons la dinde froide.

Bip-bip.

— La surveillante de garde.

— C'est le cinquième étage qui vous demande.

— Nous avons un malade en train de mourir. Pouvez-vous envoyer un avis d'aggravation à la famille.

Impossible de la joindre. Tant pis, je leur fais parvenir un avis d'aggravation.

Le champagne a rougi les joues de Savize. Il y a une personne de plus à table. C'est Christophe, un drogué, en cure de désintoxication pour dix jours. Depuis une semaine, il est là, coupé de son environnement familial et de ses copains. Pour la sixième fois, il essaie de mettre un terme à sa galère, comme il dit.

— Qu'est-ce que t'as prévu, dans trois jours quand tu sortiras ? le questionne Jo.

— J'suis hébergé dans une famille d'accueil, un instituteur qui élève des chevaux dans les Pyrénées.

— Tu y restes combien de temps ?

— Un mois, et après je vais dans un établissement de post-cure.

Puis il nous embarque dans ses fantasmes.

— Ensuite j'irai à Las Vegas, pour enregistrer un disque, il n'y a que la musique qui m'intéresse.

Il joue de la guitare électrique et se voit déjà une super-star.

Bip-bip.

— La surveillante de garde.

— C'est encore le cinquième. Le malade est décédé.

— J'arrive.

Impossible de joindre la famille, le numéro inscrit

dans le dossier sonne dans le vide. Je leur envoie un autre télégramme. Je préviens le brancardier, pour qu'il m'aide à descendre le corps au funérarium.

Il y a une heure et demie que nous avons commencé notre réveillon et nous n'en sommes qu'à la salade. Le malade de Joëlle ne va pas fort.

— Sa tension baisse et il respire de plus en plus difficilement. Il va falloir le passer en réanimation.

J'ai une grande confiance dans son jugement. Elle a commencé médecine mais se retrouvant seule avec un gosse, elle a dû gagner sa vie. Je bippe le réanimateur, il vient examiner le patient.

— J'ai un lit, faites-le descendre immédiatement.

— Tu crois qu'on va enfin arriver au dessert, me demande Savize.

Michèle en a profité pour faire un tour dans son unité.

— Chez moi, tout va bien.

Entre deux morceaux de fromage, elle raconte que pendant plusieurs jours, elle a eu une femme hospitalisée pour dépression et un homme pour tentative de suicide.

— Ils se sont rencontrés ici. On les retrouvait souvent en salle de détente, en train de fumer, avec un walkman à double casque sur la tête. Une nuit, je les ai vus sortir de leur chambre et y rentrer au petit matin. Le lendemain, ils avaient l'air bien. Depuis, ils ont quitté l'hôpital. Il paraît qu'ils se voient toujours.

Bip-bip.

— La surveillante de garde.

— C'est le brancardier.

— Je vous rejoins à la morgue.

La nuit, la surveillante a l'allure du maton de prison, un énorme trousseau de clés dans la poche. J'ouvre avec un passe, entre dans une pièce lugubre, suivie du brancard, véritable tombeau en métal blanc, et tire les tiroirs réfrigérés jusqu'à ce que j'en trouve un de libre. Les huit sont pleins. C'est la meilleure ! qu'est-ce que je vais faire de celui-là ?

— On le laisse sur le brancard, dans la pièce fermée à clé, il ne se sauvera pas, me dit le brancardier.

Je ferme les radiateurs avant de quitter l'endroit et téléphone à l'administrateur de garde — membre de la direction de l'hôpital, d'astreinte à domicile.

— Notez dans le cahier de rapports qu'à la première heure on prévienne le responsable du funérarium.

— Et si j'ai d'autres décès dans la nuit, où je les mets ?

— Chaque chose en son temps. On verra bien à ce moment-là.

Je remonte à l'étage, raconter mon histoire aux filles qui imaginent la suite de l'anecdote en véritable apocalypse.

Enfin, on attaque le dessert. Une bûche glacée.

Bip-bip.

— La surveillante de garde.

— C'est la maternité. Il nous faut un dossier, il est aux archives générales, on l'attend.

— Savize, peux-tu venir avec moi, j'ai la trouille de descendre seule dans les sous-sols à l'autre bout de l'hôpital.

Les couloirs sont sombres et possèdent des tas de

recoins où peuvent se planquer des squatters. Toute la tuyauterie de l'établissement passe par là, des bruits bizarres me font sursauter.

Le dossier médical déposé, nous remontons finir notre bûche.

Bientôt 4 heures. Nous rangeons les restes et faisons la vaisselle. Les infirmières préparent leurs injections et le chariot de linge pour les changes. Je me dirige vers les urgences en m'arrêtant à chaque étage pour vérifier qu'aucun problème ne se pose.

6 h 30. L'équipe du matin se disperse dans les différentes unités. Certaines, à l'évidence, ne se sont même pas couchées avant de venir travailler.

— Joyeux Noël à toutes !

Les jambes lourdes et n'en pouvant plus de fatigue, je me cramponne au volant de ma R5, luttant contre le sommeil.

CHAPITRE 8

De la seringue à la plume

Les difficultés quotidiennes insurmontables — manque de personnel, tracasseries administratives — et la sensation d'être dans une impasse — aucune perspective de carrière ni possibilité de mettre en place des idées novatrices pour un meilleur fonctionnement de l'unité — m'engagent à m'éloigner pour quelque temps de l'univers hospitalier. Je réfléchis à la proposition qui m'est faite : créer une revue pour cadres infirmiers. Après maintes hésitations, je saute le pas et quitte les malades.

Un matin pluvieux de novembre, je me retrouve directrice de collection, l'opportunité du magazine n'étant plus une priorité.

Avec un journaliste, rencontré au hasard d'une manifestation, au moment des grèves de l'automne 1988, je relate la mobilisation infirmière. Le livre doit sortir dans deux mois, publié par la maison d'édition qui vient de m'embaucher. Le soutien que Léon Schwartzenberg a apporté aux infirmières m'a conduit à lui demander une préface. Très sollicité, il a malgré tout accepté. Je me présente à sa secrétaire qui m'accueille dans une pièce exiguë, véritable réduit dans lequel j'enjambe dossiers, caisses de vin, cadeaux encore enveloppés, reproductions d'art, objets divers. J'observe cette femme d'une cinquantaine d'années qui répond au téléphone, rassure et materne les patients du professeur. Je l'imagine avoir le même comportement avec son patron pour qui elle ne cache pas son admiration. La porte s'ouvre. Un homme en blouse blanche, les traits tirés, s'avance. Je reconnais la vivacité du regard croisé à maintes reprises sur le petit écran. Les présentations sont rapides. Le Dr Schwartzenberg corrige son texte en le lisant tout haut. Les dix pages passées au crible, il me demande : « Ça vous convient ? » Je le remercie pour ce surcroît de travail, il me répond :

— Et si on allait manger ? Juste un instant pour que je réserve une table.

Au volant d'une Mercedes qu'on lui a prêtée, il me conduit chez Maurice, un restaurant parisien où venait souvent Georges Brassens. Dès notre entrée, trente paires d'yeux observent l'ex-ministre. On nous installe à une table à l'écart, en fait bien en vue. La discussion s'engage sur l'écriture.

— Qu'est-ce que c'est difficile d'écrire, m'avoue-t-il.

D'emblée, il me tutoie. Au début, je le vouvoie puis rapidement je l'imite.

— J'ai lu ton manuscrit avant de rédiger la préface. Vous êtes des petites fûtées, les infirmières.

Il m'interroge sur quelques anecdotes du bouquin et me demande ce que je fais depuis que j'ai quitté l'hôpital.

Il me conte ses neuf journées de ministre de la Santé.

J'apprends ainsi que le premier dossier sur lequel il s'était penché concernait les infirmières. Il réclamait des sous, mauvais départ. Après le pâté de foie gras et le magret de canard arrosé au dom-pérignon de Moët et Chandon, nous reprenons la direction de l'hôpital Paul-Brousse. Il m'explique qu'il est à l'origine d'un comité pour réhabiliter Robespierre. Nous sommes en 1989, en plein bicentenaire de la Révolution.

Nous roulons depuis dix minutes, la discussion est passionnante. Un coup de sifflet retentit.

— Merde, j'ai brûlé un feu.

Deux motards peu avenants nous filent le train et nous font signe énergiquement de nous ranger.

Brusquement, leurs visages se dérident, ils ont reconnu le chauffeur qui cherche fébrilement ses papiers.

— Oh ! Bonjour, monsieur le Professeur, excusez-nous... circulez. Au revoir, monsieur le Professeur... Excusez-nous encore...

J'ai le fou rire.

Mon bureau est une grande pièce où nous logeons à trois, le chef de fabrication, son assistante et moi. Le téléphone ne cesse de sonner, c'est l'imprimerie machin, l'auteur d'un ouvrage en fabrication, le responsable du marketing, le secrétaire de rédaction... la concentration sur un manuscrit est difficile. Dehors, sous les fenêtres, un orchestre de jazz. Le Quartier latin et son folklore.

L'accueil plutôt tiède des collègues est compensé par l'abord chaleureux du jeune patron. Son bureau est situé dans la pièce voisine aménagée d'une énorme table de travail en chêne noir sur laquelle sont empilées les « nouveautés », d'une immense armoire du même bois foncé remplie d'ouvrages plus anciens, d'un canapé à deux places en tissu jaune citron, de fauteuils de tous styles ne trouvant pas leur place et d'une cheminée obstruée de cartons de livres.

Le P-DG me souhaite la bienvenue. Assise sur le bord d'un fauteuil Louis-Philippe habillé d'un tissu moutarde, face à mon interlocuteur, j'ai pour tout horizon une huile — deux mètres sur un — qui représente un couple et son auto, genre peinture naïve aux couleurs vives. Renversé en arrière dans son fauteuil, Thibaud Veyler, le front dégagé, le visage ovale éclairé par une paire d'yeux pétillants d'idées, chemise Lacoste jaune d'or sous un costume gris-vert de chez Cerruti, me présente la maison.

— Elle a vu le jour en 1947... Il n'y a pas de fonds ou presque. Il faut tout inventer. J'aimerais qu'elle devienne la maison d'éditions des infirmières... Nous publions depuis plusieurs mois *L'Infirmière Magazine* qui fait un tabac auprès de nos lectrices. Ce mensuel est un véritable porte-avions pour la vente de nos ouvrages... Réfléchissez à la stratégie et aux moyens que vous allez mettre en œuvre pour développer l'entreprise... Pour moi, c'est le résultat qui compte.

Je troque la non-reconnaissance systématique de l'institution publique contre la confiance *a priori* d'un P-DG d'entreprise privée. Après cet exposé magistral, je me lève pour rejoindre mon bureau, il ajoute :

— J'oubliais, pour le magazine destiné aux cadres,

je n'ai pas mis une croix dessus, mais on en reparlera plus tard.

Un message m'attendait : « Rappeler Anne. » Elle est responsable du salon infirmier et voudrait que je co-anime des conférences.

— As-tu des noms d'intervenants à me suggérer ?

Pendant trois mois, je rencontrerai des gens de tous horizons, traînerai mes guêtres au ministère, au Sénat...

Le 25 mai, c'est la bousculade aux guichets d'entrée de l'espace Champerret. Michèle André inaugure le deuxième salon infirmier européen. Après un tour rapide des stands, elle intervient à la première conférence. Elle entre dans une salle comble. Deux mille cinq cents personnes ont pris place sur les chaises, face au podium inondé de lumière ; deux gigantesques écrans permettent à la foule de suivre les débats. Des grappes humaines continuent d'investir l'estrade, en quelques minutes la moquette disparaît. A la fin de sa prestation, je raccompagne madame le Ministre chargée des Droits des femmes et échange quelques propos avec elle. Je découvre une personne intelligente, sensible et honnête, spécimen rare en politique.

— Ce que vous écrivez dans votre livre, *Ras la seringue,* sur la condition féminine à l'hôpital, je le partage. Que de beaux combats encore pour des femmes comme nous !... La routine ne nous conviendrait pas. Elle me propose de nous revoir.

Le Dr Schwartzenberg qui participait également à cette conférence d'ouverture a été plébiscité. Il me rejoint pour une séance de signatures. Sa présence attire la foule. Chic, la vente va être fantastique. Assis l'un à côté de l'autre, devant des piles de livres, en quelques instants nous sommes assiégés. Nous nous transformons en machine à dédicacer. Certaines personnes ne sont intéressées que par l'autographe du maître, celles-là mêmes qui critiquaient le bouquin parce qu'il avait une préface écrite par un médecin. En moins d'une heure, une cinquantaine d'ouvrages sont passés sous nos plumes. Léon Schwartzenberg se lève. Vent de panique. Il me salue et file. Il a un avion à prendre. Le rush disparaît avec le préfacier, laissant l'auteur. A cours d'idées et une crampe à la main, je ne suis pas mécontente de souffler.

— Dommage qu'il ne soit pas là les quatre jours du salon !

Cet après-midi, j'ai rendez-vous avec le maquettiste. Dan est un monsieur à lunettes, avec de superbes moustaches rousses, tout de noir vêtu. Il prend place en face de moi, pose son porte-documents contre le pied de la chaise. D'une main, il fouille dans la poche extérieure droite de sa veste et en sort un paquet de JPS qu'il pose sur mon bureau. Il passe un avant-bras dans la poche intérieure et en retire un petit tube d'ambre qu'il adapte sur une cigarette.

— Avez-vous du feu ?

Je lui présente une pochette d'allumettes qui traîne dans un de mes tiroirs. On va peut-être pouvoir commencer. Un nuage de fumée me donne le signal pour lui expliquer de quoi il s'agit.

— C'est un bouquin sur la communication. Je verrais bien un dessin humoristique... à la Plantu.

Des volutes bleuâtres annoncent une réaction.

— Attention, ça peut enlever toute crédibilité à l'ouvrage. Quels sont les points abordés ?

Je les résume.

— J'aimerais parcourir le manuscrit.

Il écrase son mégot, range son fume-cigarette, se penche pour attraper sa serviette en cuir, la couche sur ses genoux et l'ouvre.

— Voilà ce que j'ai déjà fait.

Il me présente une dizaine de couvertures de livre, plus réussies les unes que les autres, qu'il a vendues au Seuil, chez Albin Michel, aux éditions de poche...

Je m'attarde sur une huile abstraite, un dégradé de vert somptueux. Je retiens cette idée, pour une nouvelle collection. Il se lève, regroupe ses œuvres, les glisse dans sa sacoche et conclut :

— Je réfléchis et je vous rappelle.

Un moment de libre. J'en profite pour répertorier les contacts que j'ai pris au salon infirmier. Comme directrice de collection, mon travail consiste à trouver des auteurs, des idées de livres à partir des préoccupations des infirmières. J'ai trois piges à terminer pour le journal. Le stylo à la main, je rêve aux premiers articles écrits cinq ans plus tôt. Envoyés à des journaux professionnels, *Soins* et la *Revue de l'infirmière,* ils relataient une expérience de démocratisation à l'hôpital, que je vivais depuis plusieurs mois. Cela m'a valu un courrier fou de la part d'associations, de syndicats et de lectrices. Mais le véritable reportage de professionnel, je l'ai réalisé pour le *Monde informatique.* Un journaliste de cet hebdomadaire, présent à une journée d'informatique médicale, m'accroche à la fin de mon topo sur des travaux infirmiers.

— J'ai un papier à faire, sur un hôpital informatisé. Ça vous intéresse ?

Je revenais de Bordeaux où les soignants ne travaillaient plus qu'avec des micro-ordinateurs. Un scoop en 1987.

— Passez au journal, je vous donnerai un document sur la réalisation des reportages.

C'est à l'aide de ces quelques notes — personnes à rencontrer, questions à poser, photos à prendre — que j'élaborais mon futur article. L'attrait du journalisme m'amène à travailler avec *Politis,* en participant à un groupe qui monte des dossiers sur les problèmes de santé, quelques mois avant la révolte des infirmières. Toujours présente sur le terrain à cette époque et sentant la tension monter, j'en fais part à Bernard Langlois :

— Il y a une grève et une manif des infirmières prévues dans les prochaines semaines, il faut en parler.

— Elles ne sont pas syndiquées, ce ne sera pas suivi.

— Une coordination mobilise la profession, c'est nouveau.

Gagné, le rédacteur en chef, Rémy Galland, accepte de faire la une sur « La grogne des infirmières », une semaine jour pour jour avant la première grande manifestation. Cette couverture « Hosto blues » aura l'exclusivité des hebdos.

Le téléphone sonne.

— « Libre et change », de M 6. Nous préparons une émission sur les expériences médicales effectuées sur des malades. Nous souhaiterions avoir une infirmière sur le plateau. Êtes-vous d'accord ? Quand peut-on se voir pour que je vous explique comment ça va se passer ?

Deux jours plus tard. Rue Traversière, je me perds dans un dédale de cours et de couloirs. Enfin, les bureaux de M 6. L'équipe de journalistes est débordée. Deux sont reliés au téléphone en permanence. A peine posent-ils le combiné que déjà le poste resonne. On me fait asseoir. A ce train-là, je vais y passer la journée. Entre deux coups de fil, un des deux collaborateurs finit par m'expliquer le déroulement de l'émission et me donne, à quatre jours de celle-ci, plus de cinq cents pages à lire.

Le jour J, j'ai un trac fou. L'équipe de réalisation me présente à Michel Polac qui installe ses participants sur le plateau. Mon cœur bat à 150, j'avale un Avlocardyl[1]. C'est la première fois que je parle en direct à la télévision. Pour me calmer, je mâchouille du chewing-gum. Ma fille me fera remarquer :

— La prochaine fois, évite de mastiquer quand la caméra te prend en gros plan, c'est pas très distingué.

Ah ! Les gamins, ça ne fait pas de cadeau.

Le débat terminé, j'échange quelques propos avec Michel Polac qui, ayant été malade, éprouve une certaine admiration pour les infirmières.

— Si vous publiez un bouquin, je consacrerai une émission à cette profession.

Quelques mois plus tard, *Ras la seringue* paraissait sur les étals des librairies, « Libre et change » disparaissait.

A l'occasion d'une autre rencontre, il me confiera son point de vue sur un sujet dont on ne parle qu'à mots

1. Médicament contre l'hypertension et les troubles du rythme.

couverts, l'érotisme des infirmières. Mythe ou réalité ?

— Il est rare que je ne sois pas troublé et attiré par les infirmières qui me soignent à l'hôpital. Je crois que beaucoup d'infirmières rayonnent d'érotisme pour pouvoir simplement supporter leur métier qui les met à chaque instant en contact avec la douleur et la mort. Seul l'érotisme permet d'oublier les chairs blessées, les plaies, le sang, l'angoisse de la dégradation des corps, seul le plaisir nous protège de la misère humaine.

J'écoute cette confession qui a l'avantage de l'honnêteté et s'éloigne des images traditionnelles.

La révolte de ces femmes aura, au moins, permis au grand public de découvrir une profession et d'en parler. Aline Pailler de FR3 me contacte :

— J'ai eu votre livre entre les mains, j'aimerais inviter une infirmière à « Regards de femme ».

Je n'allais pas refuser. Après avoir vu ma tête en pleine page dans *L'Infirmière Magazine*, quelques mois plus tôt, j'allais la retrouver sur le petit écran. Quelle mystification, cette médiatisation dont tout le monde rêve ! Passer à cette émission entre Françoise Sagan et Carole Laure, il fallait tout de même que je mette le paquet. Rendez-vous chez Dessange pour rafraîchir un carré long. Coiffée à la garçonne sans avoir eu le temps de m'en apercevoir, je ressors avec la coupe mode de cet hiver. J'ai l'impression d'avoir loupé mon coup. Tant pis. Le lendemain, je prends l'avion pour Toulouse. Je débarque dans les studios de FR3, persuadée que l'on va préparer cette émission qui passe en direct. Une demi-heure avant, la présentatrice n'est toujours pas rentrée d'un reportage en ville. Je vais à peine avoir le temps de lui dire bonjour, avant de débuter le magazine. Je stresse un maximum. 13 h 10. Aline Pailler entre précipitamment dans le bureau et se dirige vers moi. Je me lève.

— Bonjour. Allons tout de suite au maquillage.

Je la suis au pas de course. Une femme, un vanity-case à la main, nous rejoint. Devant une immense glace, la maquilleuse sort ses pinceaux, palettes, crayons, poudre... et me prie de prendre place.

— On n'a pas beaucoup de temps, heureusement que vous n'êtes pas trop moche, ça va aller vite.

Sympathique entrée en matière. Aline Pailler s'assoit à mes côtés. Entre deux traits de crayon, elle m'explique comment vont se dérouler les trente minutes d'antenne. A chacune de mes questions, elle me rassure :

— Ne vous inquiétez pas, ça va bien se passer.

« C'est l'heure ! », nous crie-t-on. Nous pénétrons dans une salle sombre et prenons place dans deux fauteuils qui se font face. De puissants projecteurs nous éblouissent et dégagent une chaleur effrayante. A trois minutes de l'heure fatidique, Aline relit ses fiches et j'essaie d'avaler mon antistress, ayant complètement oublié de le prendre avec de l'eau. Que c'est amer ! Zut ! je voulais mettre des boucles d'oreilles. Le générique. Je suis tellement impressionnée que je me demande comment je vais pouvoir sortir un son. Je ne pense plus à rien. La discussion s'engage. Au début, mon discours est hésitant puis devient plus naturel. Elle me questionne sur la réalité de la vie d'une infirmière. J'apprends qu'elle a souvent eu affaire aux hôpitaux ; elle rend hommage à ces femmes, qui, dit-elle, l'ont plus aidée que les médecins. Les trente minutes passent relativement vite et je me retrouve embarquée avec toute l'équipe, animatrice, maquilleuse, caméraman, preneur de son, éclairagiste... pour déjeuner.

Je découvre Aline Pailler, sensible, honnête, engagée, qui fait son métier de journaliste avec une volonté farouche d'informer. Je lui fais part de mon enthousiasme.

— Nous avons besoin de réconfort pour être nous-mêmes dans ce métier, me confie-t-elle.

Ce matin, je travaille avec un auteur qui m'a remis son manuscrit, j'ai des corrections à lui soumettre. Il est infirmier et travaille toujours à l'hôpital. Quand son livre sera publié, il me racontera les réactions de ses collègues.

— Dès que mon livre a circulé, on l'a critiqué. Souvent c'était des personnes avec qui je m'entendais bien. Je ne pensais pas que les gens pouvaient être aussi bêtement jaloux.

C'est peut-être la raison pour laquelle il y a si peu d'écrits sur la profession d'infirmière et surtout si peu de professionnels qui prennent la plume.

Téléphone. Le responsable de la promotion des livres me demande quel sujet aborde le prochain ouvrage afin de préparer sa plaquette publicitaire. Une discussion s'engage sur le public à toucher : plutôt les libérales que les hospitalières ?

Le manuscrit avant d'apparaître en librairie est comme le malade, il circule entre les mains de différents spécialistes.

Je passe mes journées à lire, cela devient fatigant. Il y

a des moments, j'ai les yeux qui piquent. Le plus dur : rester assise des heures durant, enfermée dans un bureau. Dans ces métiers de l'édition ou du journalisme, on rencontre la terre entière mais le contact reste superficiel et éphémère. A l'hôpital, je côtoyais un monde fou, les malades, leur famille, le personnel et je ne restais pas en place. Début de la nostalgie. Heureusement que le quartier où je travaille ne manque pas de charme. On y rencontre toutes sortes de personnalités. Hier, en allant déjeuner, j'ai croisé Régis Debray. De temps en temps, lorsque je descends au café d'en face, prendre un petit crème sur le zinc, je suis au coude à coude avec Jean-François Kahn qui, tasse à la main, agite la tête en tous sens, comme s'il conversait avec un interlocuteur invisible.

— Ne sois pas étonnée, me dit en riant un collègue qui a travaillé à *L'Événement du jeudi*, en même temps il rédige son éditorial, donne une interview, anime une réunion de rédaction...

J'ai rendez-vous en fin d'après-midi à la Maison de la Radio, pour rencontrer Antoine Vial, le journaliste qui anime « Archipel médecine ». Il prépare une émission sur les infirmières à laquelle il m'a conviée. Je dois commenter sur le vif le témoignage de plusieurs infirmières évoquant leurs problèmes quotidiens. Dans cette énorme bâtisse, véritable labyrinthe, on rencontre le Tout-Paris. Jean-Pierre Chabrol, interviewé à l'antenne pour son nouveau spectacle, me présente à José Arthur.

— Une amie, infirmière, qui écrit un livre.

— Justement, hier, je suis allé rendre visite à un de mes petits neveux opéré de l'appendicite, commente

José Arthur. Il y a beaucoup à dire sur l'hôpital et le dialogue avec les médecins. Je me trouvais dans la même chambre qu'un gamin opéré depuis trois jours quand le chirurgien est passé pour sa visite. L'enfant pleurait parce qu'il avait faim, n'ayant rien avalé depuis l'opération. Le médecin lui demande : « As-tu été à la selle ? » L'enfant, les yeux ronds comme des billes, ne répond pas. « As-tu des gaz », poursuit-il ? Toujours pas de réponse. Le chirurgien se tourne vers l'infirmière : « Laissez-le à jeun, il n'a pas repris son transit. » Lorsque le médecin a quitté la chambre, je m'approche du bambin et lui demande : « As-tu fait caca, mon petit ? As-tu pété ? — Oui », me répond-il. J'ai appelé l'infirmière pour qu'elle lui donne à manger. Si je n'avais pas été là, le gamin passait encore une journée sans manger.

Jean-Pierre Chabrol poursuit avec une autre anecdote :

— Moi, j'ai été hospitalisé à Claude-Bernard, à la suite d'une cochonnerie que j'avais attrapée en Afrique. Georges Brassens est venu me voir, il s'est fait virer du service parce que ce n'était pas l'heure des visites. Il s'est réfugié dans un café, puis a rappliqué trois heures plus tard. Toute l'équipe l'accueille, rangée en haie d'honneur et lui demande des autographes. Le chef de service le prend à part : « Il faut remonter le moral de votre ami, il ne va pas fort. Dites-lui qu'il a bonne mine. » Georges Brassens entre dans la chambre sans ménagement et me crie : « Alors charogne, on agonise ! » Ah ! Le salaud. Tout à coup, j'ai ressuscité.

Quand on s'annonce quelque part comme infirmière, les gens ont toujours une histoire à vous raconter.

CHAPITRE 9

Le retour sur le terrain

Mon passage, dans cette maison d'édition, aura été marqué par la parution d'une vingtaine d'ouvrages et presque autant en chantier, en moins de deux années. Arrivée avec beaucoup d'idées en tête, je me rendais compte que l'éloignement du terrain me stérilisait peu à peu. Après une pause dans le journalisme et l'édition, je retrouve l'hôpital, persuadée que c'est sur le terrain que l'on peut faire évoluer les choses et pas seulement dans un bureau. Il suffit de voir l'avancement des travaux des têtes pensantes de la profession, nommées au ministère. Elles sont complètement coupées de la réalité... mais elles ont leur bâton de maréchal.

A la surprise de tous, un jour de septembre, je reprends du service, non sans peine — le système admettant plus facilement la promotion que le retour à la base —, comme surveillante dans une unité de cardiologie et de pneumologie.

Dès le début, je vis une relation franche et amicale avec les deux médecins responsables du service. Le pneumologue, une jeune femme dynamique qui rappelle entre deux cigarettes que le tabac est nocif pour la santé, instaure un dialogue de qualité avec les infirmières. Sous l'air bourru du cardiologue, on découvre un homme sensible, proche du personnel. Tous les deux allient la compétence à l'honnêteté. L'unité fonctionne sur un travail d'équipe non basé sur la hiérarchie mais sur l'estime réciproque. Arrivée dans le service ce matin, je me jette dans l'action, sans attendre. Le service de radiologie au bout du fil :

— M. Morin, qui devait avoir son scanner thoracique, est arrivé trois quarts d'heure en retard, on ne peut plus le faire aujourd'hui, il faudra le reprogrammer.

J'écoute d'une oreille et me renseigne en même temps auprès d'une infirmière.

— Le malade est sous oxygène, le brancardier a perdu du temps à chercher un obus de libre dans l'hôpital. Vous ne pouvez vraiment pas faire un effort ?

— Impossible ! D'autres patients attendent.

Prochain rendez-vous, pas avant une semaine.

M. Morin est reconduit dans sa chambre, fatigué par ce dérangement inutile. Il est régulièrement hospitalisé pour le bilan de son cancer du poumon et ses cures de chimiothérapie. Heureusement, il fréquente les hôpitaux depuis des mois et connaît les problèmes. Il rejoint M. Tran, dans une chambre à deux lits. Son voisin souffre du même mal que lui : « Un abcès du poumon, traité par de puissants antibiotiques. » M. Morin remonte le moral de son condisciple qui se laisse dépérir, ne mange presque plus et reste au lit toute la journée. Le médecin pneumologue a informé les conjointes des malades de la gravité de cette pathologie, mais ne se sent pas le droit d'accabler un peu plus ces pauvres victimes. Les soignantes jouent le jeu, en étant le moins explicites possible sur le genre de médicaments utilisés dans le traitement. La fille de M. Tran m'attend dans mon bureau.

— Est-ce que je peux parler avec le médecin qui suit mon père ?

— Je le préviens que vous êtes là.

— Je n'y comprends rien. On a dit à ma mère que mon père avait un cancer du poumon et lui me parle d'abcès. Je voudrais savoir.

J'abandonne la jeune femme aux explications du médecin pneumologue pour rejoindre l'équipe à qui je rappelle le cours de cet après-midi sur l'arrêt cardiaque.

Chaque semaine, le cardiologue et le pneumologue du service se relaient pour dispenser un enseignement pratique au personnel soignant qui change sans cesse. Sur les dix infirmières en poste dans l'unité, trois sont remplacées pour congé de maternité, deux ont démissionné pour travailler en libéral et une a demandé sa mutation pour suivre son mari en province. Les nouvelles ont besoin d'être formées sur les gestes d'urgence. Ce service de médecine ne se limite pas à recevoir des malades souffrant de problèmes pulmonaires ou cardiaques mais doit faire face, de plus en plus, à des situations sociales invraisemblables. A la suite du décès de leurs parents dans un accident d'auto, deux frères se sont retrouvés à la rue, incapables de payer le loyer du logement familial. Orphelins à la dérive à dix-huit et vingt ans, ils ont oublié leur malheur dans l'alcool et sont hospitalisés depuis quatre jours en attendant que l'assistante sociale leur trouve un point de chute. Ce matin, les urgences nous ont adressé un homme de cinquante ans mis à la porte de chez lui parce qu'il battait sa femme quand son alcoolémie montait à deux grammes. Un autre, en pension dans un hôtel, jeté à la rue parce qu'il avait vendu tous les meubles de sa chambre pour boire, avait aussi, à son arrivée à l'hôpital, deux grammes d'alcool dans le sang... le prix d'une chaise.

A l'approche des fêtes et des vacances, c'est une cohorte de vieillards cacochymes qui encombre les lits. L'hôpital a des allures d'hospice. Les managers qui veulent gérer l'hôpital comme une entreprise ne rêvent-ils pas ? L'utopie fait vivre !

Conciliabule dans le poste infirmier, au sujet de M. Tran.

— Sa fille lui a annoncé, hier soir, qu'il avait un cancer, m'informe l'infirmière scandalisée.

— Lui qui ne mangeait plus rien depuis ces derniers jours, ajoute une aide soignante, ce matin il a dévoré et a demandé d'aller au fauteuil.

— Heureusement que son voisin, M. Morin, est sorti hier, sinon il se poserait des questions.

M. Tran se battra jusqu'au bout. M. Morin, qui, en prenant des nouvelles de son ancien voisin de chambre, comprendra qu'il souffre d'un cancer, ne luttera plus.

La vérité au malade ? Une question sans réponse. Certains médecins pensent qu'il faut la dire, d'autres, non. La psychologie du soignant entre plus en ligne de compte que la demande réelle du patient. Un malade peut ressentir le désir de savoir au tout début puis ne plus en parler par la suite ou le contraire. Les réactions de part et d'autre dépendent beaucoup du dialogue et de la confiance qui s'instaurent avec le malade, sa famille et le médecin. A chacun sa vérité !

Depuis trois semaines, deux élèves infirmiers sont en stage dans le service. L'un est un grand garçon à lunettes, au contact facile avec l'équipe soignante et les malades. De ressources modestes, il a signé un contrat avec l'hôpital, qui prend en charge le coût de ses études, moyennant un engagement de cinq ans dans l'établissement à la sortie de l'école. Une façon de juguler la pénurie d'infirmières. L'autre est une petite mignonne, boulotte, plutôt timide mais très efficace. Originaire d'un coin perdu de l'Est, elle est hébergée dans l'internat de l'école. Hier à la pause du petit déjeuner, elle nous a raconté la vie d'une interne de vingt et un ans, à la fin du XXe siècle.

— Quand on n'est pas là, la directrice contrôle nos chambres. Elle a fait des remontrances à une copine parce que « son lit n'était pas correctement fait ».

— C'est fou, intervient une infirmière. De quel droit agit-elle ainsi, vous êtes majeures.

— C'est pire qu'au lycée, reprend l'élève. Personne n'a le droit de venir dans nos chambres. Au bout d'une année, quatre sur vingt et une ont démissionné.

— Alors qu'on manque de bras.

— Ce qui est insupportable, c'est qu'à l'étage du dessous, c'est l'internat, les médecins, eux, ont tous les droits... On a encore plus l'impression d'être considérées comme des bonnes sœurs.

Vingt ans après, les choses n'ont pas évolué d'un pouce. Comment est-ce possible ?

Aujourd'hui, je suis bloquée toute la matinée pour l'évaluation des élèves. Accompagnée d'une monitrice, je les observe dans leur travail. Ils sont en situation réelle, avec trois malades en charge. Après avoir effectué les soins, injection ou pansement..., les deux élèves nous exposent les objectifs et les actions pour aider les malades à recouvrer leur autonomie.

— Mme P., commence le garçon, est arrivée dans le service pour un état de mal asthmatique... Elle est secrétaire dans une clinique psychiatrique et le vit mal. Elle fume plus d'un paquet de cigarettes par jour et a arrêté de boire il y a six mois. Elle vit avec son fils de seize ans et son deuxième mari qui n'est pas le père de l'enfant.

— D'après vous, quels sont les facteurs déclenchants de sa maladie ? Le tabac, sa vie professionnelle ou conjugale ? intervient la monitrice.

— Son mal de vivre semble plus ancien, poursuit l'élève. Enfant, elle a été abandonnée et recueillie dans un orphelinat tenu par des carmélites. On la battait et l'enfermait dans un cachot. A douze ans, atteinte de tuberculose, elle ira en sanatorium. D'une certaine façon ça la sauvera car elle suivra des cours par correspondance et obtiendra son certificat d'études et un CAP de secrétariat.

— Vous ne croyez pas que tout cela est plutôt le résultat de ses problèmes de couple ? coupe la monitrice.

— Pour elle, le passage chez les bonnes sœurs fut un véritable cauchemar, reprend l'élève.

— N'exagérons rien, vous savez, ne pas connaître ses racines est aussi très perturbant, continue la monitrice.

On débat du problème psychologique de cette

patiente alors que sa pathologie médicale est effleurée. J'oubliais ! Il ne concerne que les médecins. A la fin de cette évaluation, je fais part à la monitrice de mon inquiétude sur l'enseignement dont bénéficient les élèves.

— Quand ces jeunes diplômées débarquent dans les services, on leur demande d'abord des gestes techniques pour assurer les soins et des connaissances médicales pour une surveillance optimale du malade. Elles sont tellement débordées qu'elles n'ont pas toujours le temps de se préoccuper de l'avenir et des problèmes personnels du patient. Lors d'une crise d'asthme aiguë, par exemple, si l'infirmière a pour seul réflexe de prendre la main du patient et le rassurer, sans lui venir en aide efficacement, le malade a toutes les chances de mourir étouffé. Pour ces jeunes infirmières, c'est souvent la panique qui les amène un jour ou l'autre à abandonner le métier.

Nous tombons d'accord sur cette incohérence, tout en restant l'une et l'autre accrochées à nos convictions.

14 heures, la transmission quotidienne des infirmières, entre celles du matin et celles de l'après-midi. Deux fois par semaine, l'un des médecins y participe. De l'interne à l'aide soignante, tout le monde s'entasse dans le poste infirmier.

— Mme Thomas est entrée pour malaises. Elle a eu un test d'effort[1] ce matin. Demain, il faudra la laisser à jeun pour un faisceau de His[2]. Elle a 0,2 ml de Calciparine à 15 heures puis toutes les huit heures. Tu

1. Pendant que les patients font de la bicyclette, on enregistre leur électrocardiogramme.

2. Exploration électrophysiologique par cathétérisme cardiaque

lui donneras son Tildiem, un comprimé au repas, récite l'infirmière.

L'aide soignante, qui l'a aidée à faire sa toilette, intervient :

— Elle dort mal parce que sa voisine ronfle. Il faudrait la mettre dans une chambre seule dès qu'il s'en libérera une.

Le médecin explique :

— Cette patiente souffre de troubles du rythme probablement dus à un bloc auriculoventriculaire, on sera obligé sans doute de lui poser un pacemaker. Surtout, si elle refait un malaise, lui enregistrer un électrocardiogramme.

J'interviens :

— Cette femme de soixante-douze ans vit toute seule. Depuis qu'elle sait que ses malaises sont d'origine cardiaque, elle est angoissée. Si vous voyez quelqu'un de sa famille lui rendre visite, dites-lui que j'aimerais le voir pour lui exposer le problème. Il faudra peut-être envisager une maison de retraite.

L'infirmière continue :

— M. Bernard est entré pour une décompensation cardiaque...

Les quinze malades hospitalisés en cardiologie sont passés en revue les uns après les autres. A la fin, le médecin me dit :

— J'ai encore appris plein de choses sur mes malades. Ces réunions sont super !

La semaine dernière, exceptionnellement, le médecin n'a pas pu se libérer pour la transmission, une des aides soignantes l'a pris à partie :

— Alors, on vous a attendu pour la transmission, on avait des tas de questions à vous poser.

Il me confiera :

— Au moins le personnel apprécie cette façon de travailler, ça fait plaisir, même si je me fais attraper.

Ces moments-là sont aussi du temps destiné aux patients même si l'on n'est pas près d'eux.

CHAPITRE 10

Cri d'alarme

Jamais on n'a connu une telle désaffection des jeunes pour la profession d'infirmière. Les écoles ne font plus le plein. Cette année il aura fallu organiser deux concours pour recruter quelques volontaires. La profession est malade. Le mécontentement est général parmi ces femmes en blanc si populaires — elles arrivent en tête devant les pompiers dans une enquête réalisée par un hebdomadaire. Comment peut-on négliger des femmes aussi appréciées de la population ?

Qui sont ces femmes à la durée de vie professionnelle aussi brève — un peu plus de sept années après les trois ans d'études — ? Six cent mille diplômées en France. A peine la moitié sont en activité. Malgré leur cri d'alarme et la volonté de certains journalistes d'informer le public, celui-ci n'imagine toujours pas le travail et les responsabilités qu'elles exercent quotidiennement. Elles ont en permanence la vie d'êtres humains dans leurs mains.

Pour Michel Polac, l'infirmière est « cette présence féminine qui réunit en elle l'image de la mère, de la femme et même de la maîtresse qui se penche sur le malade, rafraîchit de sa main douce son corps brûlant, refait les pansements, allège la douleur par des soins et tapote l'oreiller avant de partir... ». Pour beaucoup, elle est celle qui exécute les prescriptions et les directives des médecins sans la moindre initiative, la petite main des grands cerveaux, tout cela teinté d'un certain érotisme, comme le décrivent et le montrent la littérature et le cinéma. Qu'en pensent les infirmières ? Sont-elles conscientes de ce qu'elles génèrent ? Que l'on cesse de considérer l'infirmière comme une simple piqueuse, elle qui privilégie la relation avec la personne soignée — enfants, adultes, personnes âgées — et s'efforce de promouvoir la santé par le rôle d'éducation et de prévention qui lui est dévolu. Tâche passionnante.

Pourquoi ce contraste flagrant entre le degré de responsabilisation de ces femmes et l'absence de reconnaissance sociale ? Le gouvernement « de progrès » — la gauche — pour qui elles ont voté et le ministère n'échappent pas à l'ignorance du travail de l'infirmière qui en quinze ou vingt ans a complètement évolué. Le matériel est de plus en plus sophistiqué — laser, informatique... — exigeant une élévation constante de son niveau de compétence et l'allongement de ses études. Tout cela n'est suivi d'aucun effet tant sur le plan salarial que sur celui de sa représentativité effective au sein de l'institution. Alors que des expérimentations sont mises en place ici ou là pour une meilleure participation du personnel non médical à la structure, non seulement le ministère ne les soutient pas quand il en est lui-même l'instigateur (exemple : la départementalisation), mais il ne les divulgue pas lorsqu'il en a connaissance. Il devrait favoriser ce genre de recherche et les faire prendre en compte par les instances locales ce qui aiderait à l'évolution d'un système dont tout un chacun s'égosille à dire qu'il est obsolète. C'est à croire que le meilleur serviteur de l'État, en l'occurrence le fonctionnaire, n'est pas celui qui fait preuve d'imagination mais bien celui qui applique à la lettre les décisions gouvernementales.

Au cours de la révolte, en 1988, le ministère était désorienté face aux jeunes infirmières de la coordination — plébiscitées par plus de 80 % de la profession — qui n'utilisaient pas le discours de la langue de bois et parlaient de leurs problèmes concrets. Il était plus facile pour le gouvernement de s'entretenir avec les syndicats qui représentaient à peine 4 % des infirmières et « ne racontaient pas leur vie ». Quand les gens qui font les lois arrêteront-ils de régler les problèmes à coup de décrets sans tenir compte de la réalité ? Quand consulteront-ils véritablement la base et pas seulement les chefs pour changer les choses ? Ce sont les infirmières qui désertent, pas les cadres. Nous en sommes à la énième réforme hospitalière, elle ne s'attaque toujours pas aux vrais problèmes. Les infirmières, le corps professionnel le plus important d'un hôpital — environ 40 % de l'effectif total —, ne participent pas à la vie de l'établissement, aux décisions importantes que se partagent les médecins, la direction et les autorités de tutelle. Comme elles ne sont pas syndiquées, elles ne siègent dans pratiquement aucune instance de l'hôpital. Où et comment pourraient-elles être écoutées en dehors de leur représentation par l'intermédiaire des cadres, si ce n'est par leur participation réelle dans les instances décisionnelles de l'établissement ?

Et les conditions de travail ! Qui aujourd'hui accepte de tourner sur les trois huit, de faire acte de présence le dimanche — un sur deux, souvent deux sur trois —, les jours fériés, selon un planning qui change constamment, sans jamais avoir de repos à jour fixe, sur des horaires incompatibles avec une vie normale..., pour un salaire mensuel de début d'à peine une fois et demie le SMIC ? Même les jeunes qui ont la « vocation » refusent de se plier à cette existence d'ascète. Dévouement, sacerdoce, obéissance, disponibilité, docilité, gentillesse... *C'est fi-ni !* Aujourd'hui, les seuls critères que les infirmières admettent qu'on exige d'elles sont des critères de compétence, d'efficacité et de savoir-faire.

Comment peut-on rendre attractive pour une future mère de famille une profession proposant de pareilles conditions de travail ? Pourtant, les solutions concrètes ne manquent pas, il suffit d'écouter les personnes de terrain. Si déjà l'on construisait systématiquement une crèche attenante à chaque établissement de soins, ouverte vingt-quatre heures sur vingt-quatre, acceptant les enfants même malades, le problème de gardes d'enfants serait résolu. Si l'on recrutait des volontaires pour le travail de nuit payées à un tarif décent — comme pour les médecins — pour ne plus obliger tout le personnel à tourner et que l'on rémunérerait dignement les jours fériés et les dimanches, l'hémorragie des infirmières serait en partie jugulée. Quand de grandes entreprises commerciales veulent faire travailler leurs employés le dimanche, les syndicats s'insurgent prétextant défendre les droits du travailleur. Quand prendront-ils alors la défense des infirmières ? Si l'on répartissait d'une façon générale l'activité des soins, de manière à commencer la journée vers 8 heures au lieu de 6 h 30 — comme cela se pratique déjà dans certains services —, les malades pourraient dormir un peu plus et les infirmières aussi. La journée pourrait s'achever vers 20 heures et non plus 21 h 30 ou 22 heures, ce qui permettrait aux mères de dire bonsoir à leurs enfants en rentrant. Par quoi compense-t-on la pénibilité du travail ? Par des brimades de tous ordres : notation inique, remarques désobligeantes sur le port de bijoux ou la tenue vestimentaire, vacances décalées ou repos supprimés sous le prétexte éternellement invoqué de l'intérêt supérieur du service, formations refusées, tentatives d'intimidation sous couvert d'entorse à l'obligation de réserve qui s'avèrent être une atteinte à la liberté d'expression, telle cette infirmière générale qui n'écrit son livre qu'à la retraite de crainte de se voir licencier. Dans un climat plus propice les infirmières se livreraient plus aisément et essaieraient de trouver des solutions à leurs problèmes plutôt que de fuir.

Aujourd'hui les hôpitaux publics et privés payent le prix de dizaines d'années de mépris pour ces femmes. Mépris de la part des médecins et des administratifs — rares sont ceux qui font montre de considération vis-à-vis des infirmières, sans lesquelles ils n'existeraient pas. Les hôpitaux ont pour objectif premier de soigner la population et un malade ne saurait être réduit à un simple dossier, il ne peut attendre le lendemain l'infirmière absente. Quand prévoira-t-on dans les services des effectifs prenant en compte les absences légitimes de ces femmes : congés annuels, congés de maternité, enfants malades, accumulation de fatigue — lot de toute mère de famille salariée qui accomplit deux journées de travail en une ?

La formation à cette profession doit échapper aux écoles qui préparent trop souvent à la soumission, à l'obéissance et considèrent les étudiantes majeures comme des collégiennes. Il y a bien une faculté de médecine, pourquoi n'y aurait-il pas une faculté de soins infirmiers ? Elle permettrait la communication de recherches, d'expériences, de projets de nombreuses professionnelles qui travaillent dans l'ombre. Elle serait d'un grand secours dans le cadre de la formation continue, celle-ci restant actuellement épisodique et arbitraire dans les établissements. A l'hôpital, l'infirmière se voit confier la réalisation d'actes professionnels relevant de jour en jour d'une plus haute technicité, ce qui suppose une capacité d'adaptation permanente et par conséquent une formation constante.

Aucune véritable carrière n'est proposée à une infirmière ; la seule possibilité : devenir cadre infirmier. Avec le concours, aujourd'hui les places sont occupées par des jeunes qui sont là pour vingt ans, mais de plus en plus de candidates potentielles se détournent de cette éventuelle promotion, préférant se reconvertir comme institutrice ou hôtesse de l'air plutôt que de gérer la pénurie et exercer un pouvoir illusoire. Les cadres infirmiers sont pris entre deux contradictions : faire fonctionner leur service au meilleur rendement en préservant la qualité des soins ; et respecter les contraintes draconiennes imposées par la direction. Ballottés du pouvoir médical au pouvoir administratif, tantôt encensés, plus souvent critiqués, ils perdent courage.

Cri d'alarme

Aujourd'hui le manque chronique d'infirmières dans de nombreux établissements de soins transforme chaque heure de jour comme de nuit en exploit exténuant entraînant des risques et une insécurité pour le malade.

Qui que vous soyez, un jour ou l'autre, vous aurez besoin d'une infirmière, ne restez pas insensible au devenir d'une profession tout entière qu'on laisse mourir à petit feu.

TABLE

La composition de ce livre
a été effectuée par l'imprimerie Bussière,
l'impression et le brochage ont été effectués
sur presse CAMERON
dans les ateliers de la S.E.P.C. à Saint-Amand-Montrond (Cher)
pour les éditions Albin Michel

Achevé d'imprimer en août 1991.
N° d'édition : 11808. N° d'impression : 2274-1682.
Dépôt légal : octobre 1991.